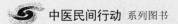
中医民间行动 系列图书

甲午年闰九 第十辑

中医人沙龙

CHINESE TRADITIONAL MEDICINE CULTURE SALON

传统中医绝学 专号

U0206467

中国医药科技出版社

内容提要

本书为"田原寻访中医"品牌图书中的一个系列，以中医文化传播人田原女士与国医大师、民间奇医的最新现场访谈为蓝本创编而成，真实、原味，语言通俗易懂。

本系列图书将陆续推出怀有绝技、秘方、绝学的传奇中医人，讲出他们用大半辈子的人生，体悟、实践得到的经验精华和生命感悟，旨在为国人身心健康问题、疑难重病的医治问题，提供更多元化的视角和解答；关注中医现状，深入探索中国传统生命文化的精髓，弘扬中医文化，使读者跟随我们一起，发现不一样的中医，发现"中医原来是这样"。

图书在版编目（CIP）数据

中医人沙龙. 10，传统中医绝学专号／田原，赵中月主编. —— 北京：中国医药科技出版社，2015.1（2024.9重印）

ISBN 978-7-5067-7163-4

Ⅰ.①中… Ⅱ.①田…②赵… Ⅲ.①中医学－临床医学－经验－中国 Ⅳ.①R24

中国版本图书馆 CIP 数据核字 (2014) 第 278634 号

出版	中国医药科技出版社
地址	北京市海淀区文慧园北路甲 22 号
邮编	100082
电话	发行：010-62227427 邮购：010-62236938
网址	www.cmstp.com
规格	710×1020mm $^1/_{16}$
印张	14 $^1/_2$
彩插	16
字数	211 千字
初版	2015 年 1 月第 1 版
印次	2024 年 9 月第 3 次印刷
印刷	大厂回族自治县彩虹印刷有限公司
经销	全国各地新华书店
书号	ISBN 978-7-5067-7163-4
定价	35.00 元

出品人　吴少祯
策划人　赵中月

主　编　田　原　赵中月
编　辑　王　洋　吴　丹
摄　影　沈　生
统　筹　惜　悟

线索热线　130-1100-3291（可短信）
　　　　　010-62261976
线索邮箱　zhzyml@126.com

第十辑 | 传统中医绝学专号

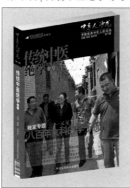

到实地去　到民间去　到各中医人的行为方式中去

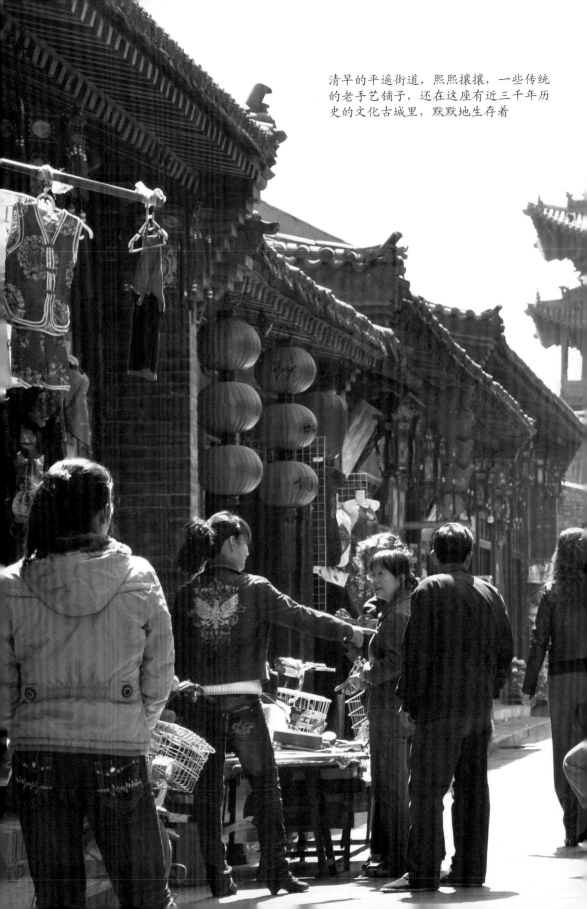

清早的平遥街道，熙熙攘攘，一些传统的老手艺铺子，还在这座有近三千年历史的文化古城里，默默地生存着

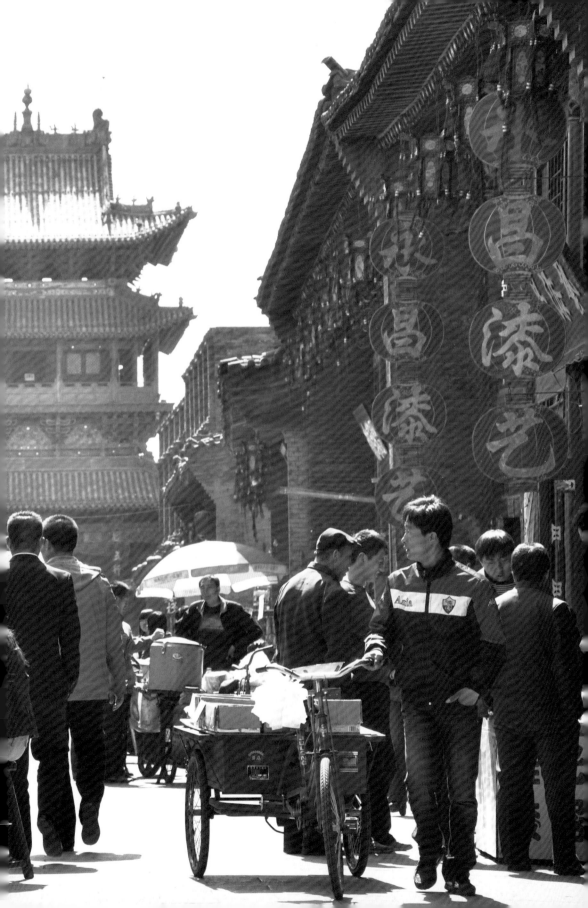

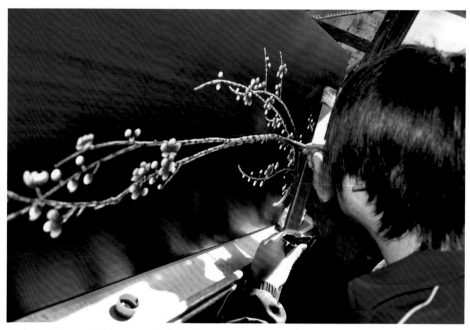

越来越年轻的徒弟们，继承着老辈人的手艺，一代又一代……

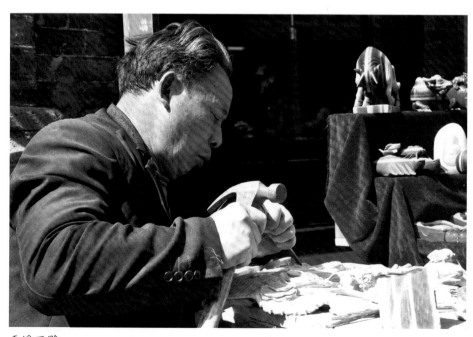

平遥石雕

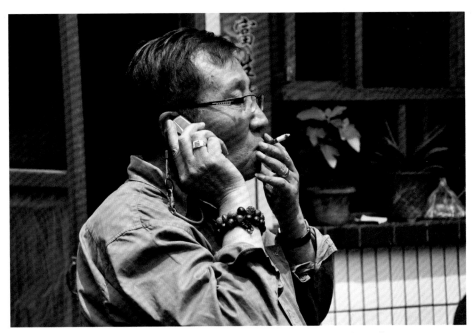

王楷明爱抽烟，"古董级"手机因为太多病人来电，总是响个不停

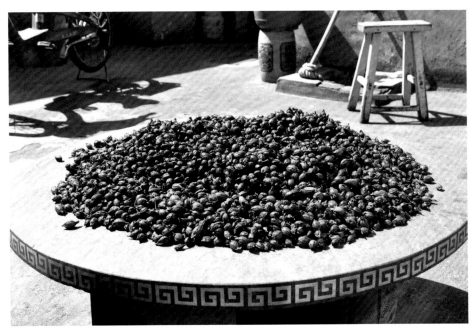

王楷明家小院，晾晒着栀子，一味归心、肝、肺、胃、三焦经的妙药

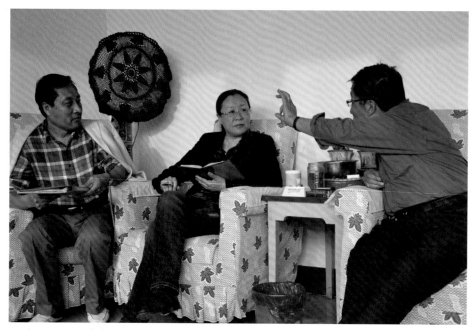

访谈现场：（左起）王阳、田原、王楷明

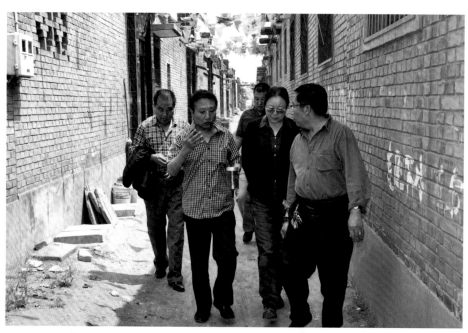

田原和（右起）王楷明、王华、王楷亮、王浩

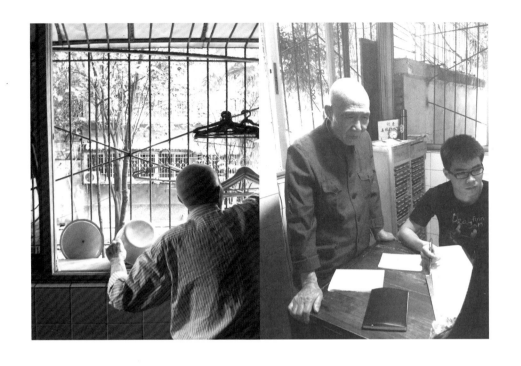

杜爷爷——90岁民间老中医杜成福（中医药大学学生手机拍摄）

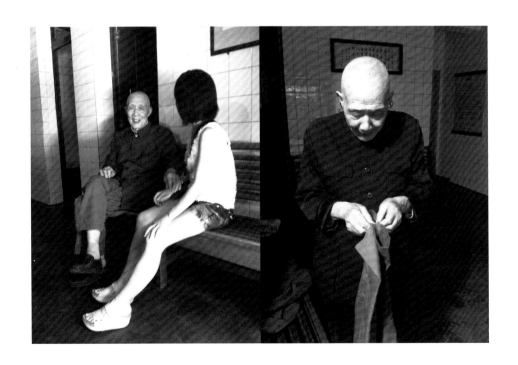

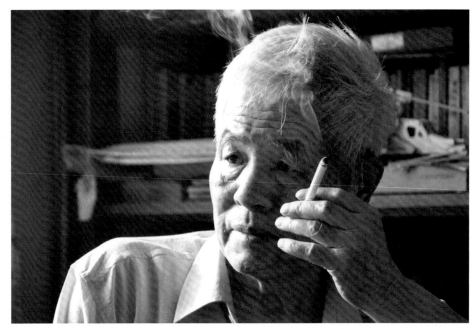

张先生最大的愿望是让更多人了解他毕生心血研究的"脉图"、"方药链"

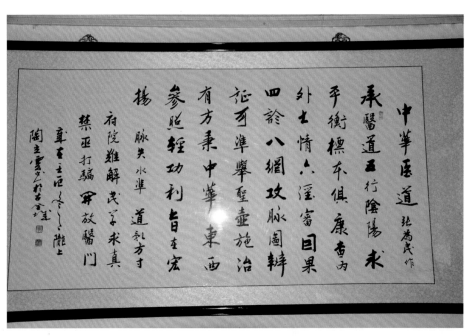

张为民手书

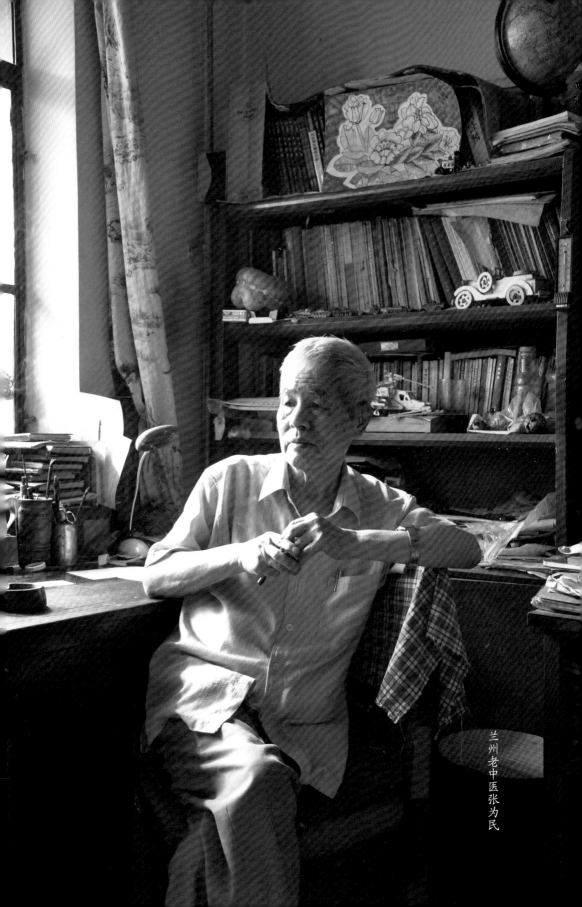

兰州老中医张为民

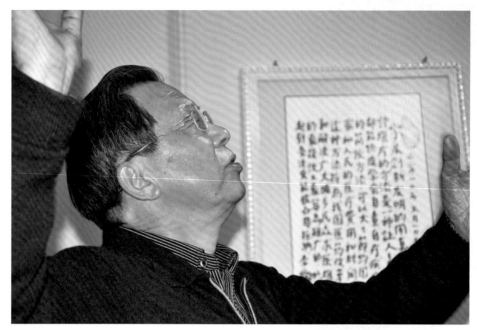

周士渊教授在朗诵时

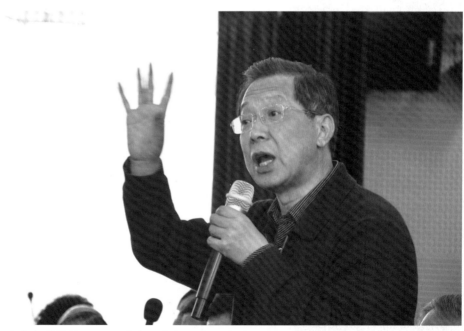

清华大学教授、"习惯学"专家周士渊演讲现场

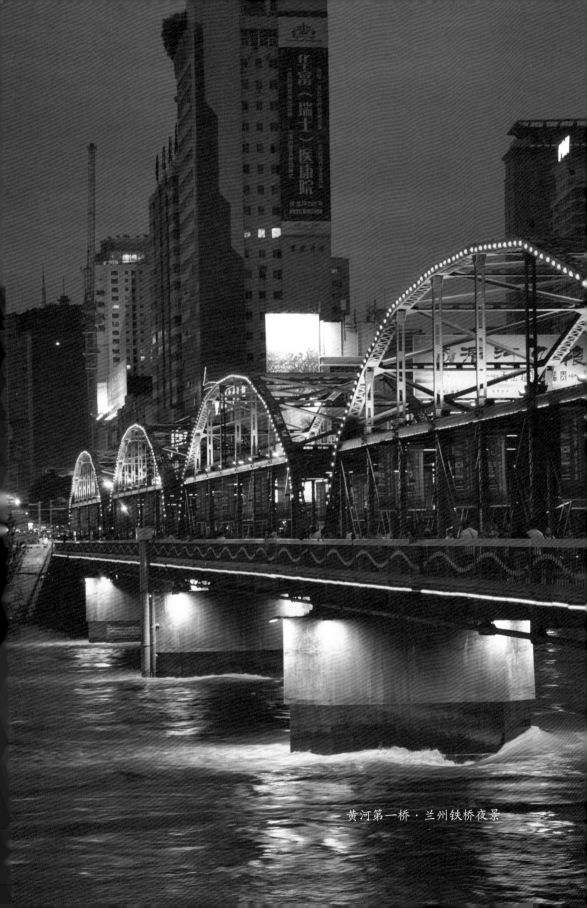

黄河第一桥·兰州铁桥夜景

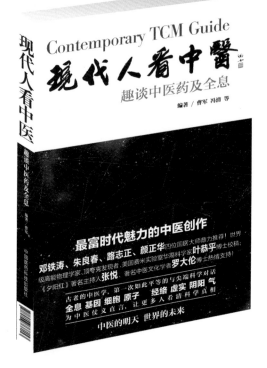

这是用真实的仪器拍摄出来的人体的气的照片。我们每个人浑身都环绕着这种七色"佛光",我们的老祖宗已经在针灸书上把内在"佛光"的形状,用所谓的"经络图"粗略地画了出来。只可惜医学界有太多的生物化学家,太少的生物物理学家。中医的气的现象对生物物理学家来说,更容易理解和接受。人体的气是无形的,一般肉眼看不见,但客观存在,是身体的活性物质,可以用科学的方法检测出来。——《现代人看中医:趣谈中医药及全息》

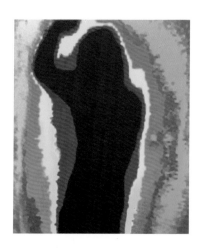

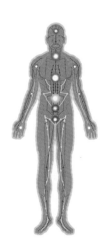

弘扬中医文化 参与民间行动

在同仁们的辛勤努力下，《中医人沙龙》三卷本，出版面世了。

它们是：第10辑"传统中医绝学专号"，第11辑"原创中医绝学专号"，第12辑"中医'运气'绝学专号"。

这期间，我们继续奔波于城乡田野，在中医天地里索隐钩沉，访医问道，有恒久如一的动容，亦有沮丧的"踏空"时刻，但我们能否说：您手中这一书系，展示出了当下中医的真实水平，体现出了中医本身具有的人文魅力？这取决于您的检阅和评判。

谓之"传统中医"，先问什么是传统？传统向来是动词，离开主语，它本身不说明什么。就生命而言，中医无疑是最具有传统力量的，但靠什么传而统之？只能是文化。文化含量的多寡，是判定中医人的主要参照之一。

"传统中医绝学专号"推出的山西王氏女科，堪称是传统中医的杰出代表。数百年来，他们默默传承，殷勤守护，尽管少有关注，但坚忍而不离开家园，在一方水土中把握着民生疾苦，承传祖先智识，各有"一招制胜"的绝活儿；甘肃老中医张为民，守护着心中数千个经方，含辛茹苦，一面为中医现状流泪，一面以其发明的"脉图"近乎"义务"般地诊病救人。

谓之"原创中医"，则更多感慨于当下的伪文化盛行，由所谓科技炮制出的"二手文化"的泛滥成灾。中医最早的发生及原创之萌芽，一直是我们追寻的内核。客观地讲，中医是中国文化中最富于原创价值和魅力的部分，那些闪烁在时空之间的生命智慧，如朝霞珠露，折射着中医在时代转承之际的醒世风华。令我们每每惊叹：原来祖先早已洞悉了生命秘密，象天法地，独家原创，只是我们日用而不知。

何谓"运气"？中国人耳熟能详，却又讳莫如深，运气的好坏，其后似有天机不可揣度。"中医'运气'绝学专号"，我们专题访谈从民间到主流的诸位专家，从各自角度，解析运气，将"五运六气学说"——这颗中医皇冠上的古老明珠，拿来为我们现代生活所用，以期更好地认知生命，理解中医，——天道与人生的机理，万物化生的机密，生灵们殊途同归的命运向度，都在"炁"这个原点上相遇了……

名之"绝学"，固然是指"独家绝活儿"，但更蕴涵着一个严肃的现实：风华绝代，亟需关怀，急需抢救。

我们有两个出发点：一是让更多的人关注中医，关注中医生态，加入到发现中医遗产、探索中医民智的行列中来；二是透过主流之外的"第三只眼"，来对体制内的中医学术和现象进行再发现和再认识。通过这两方面工作，为我们的生活建立新的、更具生态价值的坐标参照系。

本书系不仅仅就"中医"说中医，而是打开视野，探寻中医的整体生态意义。诸如，当下中医药的国情现状究竟如何？在哲学层面上如何看待中医的"道"？作为传统文化的杰出代表——中医的原创性对于文化创新具有何等作用？诸多看似貌离神合的话题，都在中医的视角中得以交融——

令人着迷的是：在发现中医，发现他者的同时，也是一个自我发现的愉快旅程。不夸张地讲，每个人都能通过中医，重新发现自我，发现生命真相，与生命"对话"，——这是《内经》开启的中医传承方式，也是人类经验叙事的主要方式。中医作为中国人的创造物，其背后，隐含着一套可供人类共享与调谐的意义系统，这是其"文化价值"所在；因之，需要我们挖掘和弘扬，需要我们从生物和文化的双重视角，道术兼顾，把中医的"对话"持续不断进行下去。

还要说明的是：如果您及亲友知道身怀绝技的民间隐医线索，或拥有中医孤本、珍本、相关书稿，请与我们联系。

地址：北京市海淀区文慧园北路甲 22 号中国医药科技出版社

线索邮箱：zhzyml@126.com

线索热线：130-1100-3291（可短信）

010-62261976

祝开卷有益！

《中医人沙龙》编辑部

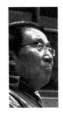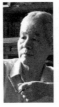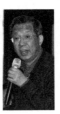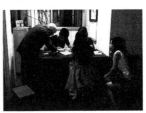

目录
CONTENTS

下 篇

B 专题　**在寂寞的岁月里"摸脉" / 058**
民间中医张为民和他发明的脉诊图

导读：这个脉要形成脉图，这六部脉，每个点都有三个层次，浮取、中取、沉取，举按寻三个层次，左边三个感觉点，右边三个感觉点。五脏六腑都在感觉点上，这是非常关键的。浮取小肠脉，中取是心，重取还是心。

生命文化沙龙   **超越病体·人生可以美得如此意外 / 158**
一个人，和他的 168 个习惯

　　导读：《三字经》第一句："人之初，性
本善，性相近，习相远。""性相近"的"性"
是什么？指的是天性。"习相远"的"习"
是什么？指的是习性、习惯。古人太聪明
了，把我们的性格分成两部分，一部分是
生出来的天性部分，一部分是生出来的习
性部分。天性部分怎么样？人与人有差别，
但总体来说差别还是不算大，最大的差别
是什么？"习相远"，后天因为家庭教育、
环境这些……因此我们修炼性格。我们修
身、修心，修什么？就是修性格，修性格
怎么修？显然就是修我们的习惯。

新视点   **中医药作为国家战略构成的
六大特性和价值 / 185**

　　导读："开创中医药全面深入持久复兴
的新局面，让中医药的复兴作为国家战
略的重要目标、重要手段，为实现全民
族的'中国梦'做出实实在在的巨大持
久贡献。"——中国社会科学院 陈其广

生命文化沙龙　　**但为天下"书"长久 / 203**
对话和晶：一位央视著名主持人的"书楼梦"

导读："和晶说，读我的书，喜欢每篇文字前面的缘起；我说，敢做《实话实说》的主持人胆子不小。我们相约北太平桥附近一间禅茶馆。和晶身形娇小，性格开朗，笑嫣如花。不做《实话实说》之后，开始文化传播事业。我说这是'文化苦力'。她说，做一家实体书店，是我从小的梦想。"——田原

八百年女科的孕子祝福

「A专题」

——又见王氏女科之一·《子宫好女人才好3》抢鲜读

王氏女科第二十八代传人之一：王楷明

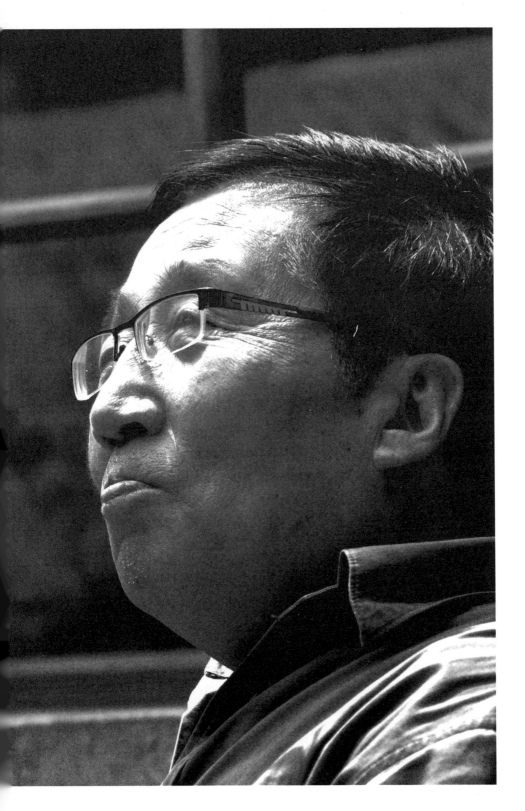

又见王氏女科

一

再访王氏女科，是 2013 年 5 月 3 日。

此前我们在山西考察宇泉罐诊罐疗，采访五运六气专家田合禄，已经连续工作了二十多天。疲惫中，坐上王浩的汽车赶往介休的王氏女科诊所。

又进王氏诊所小院，精神振奋起来，景物如旧，药香如昨，王楷明依然深坐在椅子上为病人诊脉，听着女人们的絮絮低语，隔着玻璃窗，似一幅不变的传统画面，宁静致远……

屋檐下的燕子依然在衔泥筑窝，据说，去年双双南飞之后，今春只回来一只，也许是在途中夭折，剩下它孤身飞越万水千山——我不明白它怎样穿越遥远的空间以及那无边的海浪般的屋脊重回王家屋檐下的，许是它有自己的"全球定位系统"。

"你说怪不？"

王夫人说："回来它就变懒了，不愿出去，平时就呆在窝里，我们看着都揪心，好在最近它找到伴儿了，双双飞出飞入，开始衔泥筑窝，怪的是，她们垒了个新窝，就在房门上方，不居中，还偏右，这样你开门进出，鸟粪就不会掉落在人身上——好像它都为主人想到了！你说不怪哉么？"

二

小店里的午餐，还是每人一大碗"抿蝌蚪"面食，我们细嚼慢咽，还未及一半，王氏父子已经呼噜呼噜一大碗吞没了。王楷明告诉我们，搓成蝌蚪状的面料上锅蒸了，还要过油，然后调入汤汁，有营养，也好消化，所以吞起来才过瘾呢。环顾四周，果然都在吞吃，于是我们就练习吞——还真吞不习惯呢！

下午跟诊，患者多，下班很晚，王楷明说：晚饭回家吃去。我们怕添麻烦。王楷明说，不麻烦，指了一下王夫人：她十分钟就搞定了。

进屋落座，谈话间，四菜一汤端上桌了，还有陈年老酒，我瞥了眼手表，果然，十分钟多一点，不禁赞叹她的高效，王夫人笑着说：这不算快，平常还用不了十分钟，因为你们是客人嘛，要搞好一点……

更怪的是，只给筷子不给碗。王浩说：我们家的老规矩，碗用起来麻烦，用筷子直接进嘴里，即便掉桌子上了，也捡起来吃掉，省了碗，也省了许多浪费。

——山西的规矩多，王家的规矩更多，诸多规矩好像很束缚人，殊不知，正是千百年沿袭下来的这些老规矩，保佑和养护这一方水土一方人，形成了我们的生活方式，其中，无不浸润着传统文化的基因。这正是需要我们甄别和传承的。

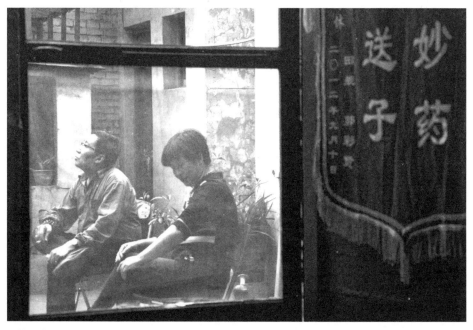

王楷明夫妇

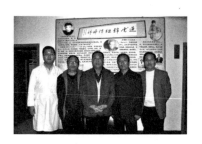

〔人物档案〕"道虎壁王氏中医妇科":列入国务院公布第三批"国家级非物质文化遗产"保护名录,最早起源于金、元时期,迄今传承八百余年,传承至第29代。其间,王氏女科先人与清初中医女科名家傅青主在学术上有所交流和交融,颇得傅氏真传。(傅青主传人)第26代传人之一王裕普,被誉为"山西四大名医"之一。1957年,王裕普三子王培尧成立平遥县女科医院,任院长。1962年8月,响应国家号召,精简机构,王氏族人分散到多家医疗机构供职。王楷明、王楷亮、王华、王阳即为王培尧之子,为"道虎壁王氏中医妇科"第28代传人其中一脉。

采访现场：

时　间　2013 年 5 月 3 日～5 日

地　点　山西太原、介休、平遥，王氏道虎壁女科诊所

访问人　田　原（中国医药科技出版社，中医文化传播人）

受访人　王楷明（国家级非物质文化遗产"平遥道虎壁王氏妇科"第 28 代传人）

　　　　王　华（国家级非物质文化遗产"平遥道虎壁王氏妇科"第 28 代传人）

　　　　王　阳（国家级非物质文化遗产"平遥道虎壁王氏妇科"第 28 代传人）

　　　　王　浩（国家级非物质文化遗产"平遥道虎壁王氏妇科"第 29 代传人）

参加人员

沈　生（策划人，摄影师）、患者若干

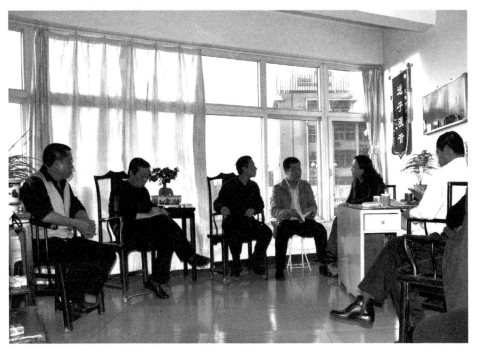

王氏女科访谈现场：（左起）王楷亮、王楷明、王华、王浩、田原、王阳

上 篇

　　王家的第三十代嫡孙，刚于六个月前出生，七斤二两，壮硕的胖小子。

　　当上爸爸的王浩，三句话不离育儿经，自豪、骄傲，呵护小儿身与心的谨慎，还有对父辈经验的新鲜体会，经常一发不可收拾；固守平遥老家，当上爷爷、奶奶的王家第28代大哥王楷明夫妇俩口子，也常挂念着远在太原的小孙子。新生命的到来，让如今的家族诊务变得更加意味深长，也更有动力。

　　王家大哥王楷明早上六点就起来了，一上午都坐在小方桌后诊病。看完十多个病人后，才有了一个休息的空档。正是十点多钟，阳光很好，我们从屋里走出院子，在门口边坐下，晒晒太阳，说说话。

　　多年的访医闻道，我习惯了在外奔波的日子，每一个散落在各地的民间医人，用朱良春先生的话来说，都是"珍珠"，我正走在挖掘珍珠、品评珍珠、报导珍珠的道路上。王氏女科，是历史涵养了八百年的一颗珍珠，温润闪耀。他们几十代人，就坐镇在这山西平遥小小的道虎壁，一天天、一月月、一年年的，这么守着、望着、护着这一片水土的繁衍生息。

　　他们自家的香火，也绵延于其中。

　　一直很好奇，了解女人和男人，知悉生命的种种奥秘，他们家的生儿育女，又是怎样的典范呢？我们的话题，就从孩子身上谈开了……

1. 生孩子是两个人的事，男人要先懂得备战

田　　原：给大家透露一下啊，生了这么个壮孙子，做足了什么准备？

王楷明：其实一开始没有任何准备，儿媳妇就怀上了第一个孩子，也出现了胚胎停育，第一个孩子就没成，我心里边太难受了。没有脸面啊！

民间自古流传的一句话是"医不自治"。我们家在怀孕早期用的一张方子，能保的孩子会保住，该淘汰的孩子自然淘汰。当时想用但是不敢用，给别人用敢用，用到自己身上就不敢用……还是失误了。

田　　原：也是担惊受怕，毕竟生活环境变了，您这会儿对自己也没有了信心啊。

王楷明：我也不是神医啊，无能无力的时候很多呀。儿媳妇怀上第二个孩子，我就用了古人的方法，让她吃了五个月的"紫河车"，烤干，打成末，灌到胶囊里每天6g。55天做超声波的时候，胎心确定了，全家人都松了一口气。我根本没想到孩子能有那么重的分量，七斤二两。王浩当年出生有十一斤半，我老伴的身体素质好。

田　　原：我想起李可老中医在配药的时候，扶阳固本，也一定要用"紫河车"。

王楷明：从我记忆，我爷爷手里头，这个东西也用，但是用得很少，那个年代谁家也不给，必须留着埋到坟地里头，那个有讲究，是山西的一种风俗。

田　　原：王浩这个准爸爸有没有做些调理？

王　　浩：我们计划要孩子了，爸就告诉我，经常吃点"龟龄集"、"五子衍宗丸"。"五子衍宗丸"不就五味药嘛，五味子、覆盆子、车前子、枸杞子、菟丝子，这几个子。

有一段时间，我爸就突发奇想，既然带"子"，有"生子"这么个意思，我们就把这"子"一类的都给看一下，坐那儿开始翻书。翻书的过程中，他就配了个"十子丸"，还包括韭子、沙苑子、补骨脂、女贞子和桑椹子，就全把这些带"子"的药加了进来，就让我妈捆了一小包，说，王浩你把这点东西吃了吧！

田　　原：吃完什么感觉？

王　浩：当时有一种什么感觉，晚上不困倦！到了 12 点的时候，好家伙，那两眼瞪得跟灯笼似的，没有困倦感，但是还是要睡觉啊，那个睡眠品质太好了，晚上 12 点睡到早上 7 点，这一天都精气神十足。

我父亲一再跟我说："壮水之主以制阳光，益火之源以消阴翳，善补阳者必于阴中求阳。"（明·张介宾《景岳全书·补略》）意思是说，这补阳可不是单纯地壮阳，千万不要随随便便、光是加炭，适当的时候给它吹吹风，给点氧，再放点木头，着得更旺！

其实我当时也没想太多，反正准备要孩子了，精子质量高一点，密度高一点，活力好一点，肯定孩子质量好嘛……我记得很清楚，老婆 7 月 11 号月经第一天，7 月 23 号排卵，我们 7 月 23 号就下"种子"，这些日子都在我心里记得非常清楚。

而且吃了"十子丸"之后，一段时间里都感觉很舒服。那年夏天虽然也热，但我出汗出得不多，那年冬天，我就不知道什么叫冷。比如说，别人在家里洗澡的时候，要用四十多度的水，我有二十六七度足够了，就觉得挺暖和的了。再就是暖气，二十二三度，人家才觉得暖和，我进了那十八度的家，就得要脱了秋衣，觉得热。

田　原：你会不会觉得是一种"拔苗助长"？

王　浩：不，一点都没有。这东西也不要听别人胡说八道，你自己就会有感觉。男人在补阳的这方面，不是说你的性生活质量有多高，或者说你同房的时间有多长，不是说这个问题，这些不重要，你自己的感觉最重要。

有的人吃了补阳药以后，流鼻血、牙疼、嗓子干，虚火就出来了。千万不要虚火，要感觉自己是不是壮实了。再一个是精神状态，记东西、记方子，头天晚上睡觉之前看一遍，睡觉之前再想一遍，第二天早上起来，昨晚看了什么，全记住了。

田　原：就是吃了一包"十子方"。

王　浩：就吃了那一小包。我爸就随随便便告诉我妈，抓几样药，粉成面，我就吃了。当时的想法特别简单，要生孩子了，强壮一下自己有好处。没有想到的是，后来他老人家就把这个"十子方"里面的成分，用到了促男人生精和促女人排卵上，结果发现，屡试屡验！

田　原：也许"五子衍宗丸"正是有此神意，况且十子？这个启发很有价值。

但是要有临床经验的积累，才会使用。

王　浩：我爸太钻研了，他把比例反复折腾、调整，从去年就开始了，很多远道来的女人，北京的、天津的、上海的，用完效果尤其好。有一个42岁的女患者，老远从河北石家庄来的，就吃了一次，怀孕了；她结婚14年都不怀孕，当时她老公快乐疯了。我爸现在已经把这新配的小方药用出心得来了。

2. 为什么补督脉生的孩子智商高、聪明？

田　原：或者我们先折回头，谈一个永恒的话题，"孩子，是怎么到来的"？

王　浩：在《黄帝内经》里，答案是这样的："人始生，先成精，精成而脑髓生，骨为干，脉为营，筋为刚，肉为墙，皮肤坚而毛发长，谷入于胃，脉道以通，血气乃行。"

人一开始是怎么生出来的？得"先成精"！这个"精"包含的意义太大了。我们现在一说这个"精"，片面地理解为男人的"精液、精子"，可不只这个意思，女人的卵子也是"精"，只不过以前古人没有卵子这么个词。也许就是我们现在说的雄激素和雌激素！尤其女人的雌激素，古人命名为"天癸"。

天癸藏于肾，并随肾气的生理消长而变化。肾气初盛，天癸亦微；肾气既盛，天癸蓄极而泌；肾气渐衰，天癸乃竭。

《素问·上古天真论》指出：在一般的人群中，女人二七（14岁）而天癸至，七七（49岁）而天癸竭；男人二八（16岁）而天癸至，八八（64岁）而天癸尽。男人的生育能力，其维持时间比女人更长。又提出女人的49岁、男人的64岁并不是一个绝对的界限，有些人如果养生得当，超过这个年龄仍然可能具有生育能力。肾主生殖的功能是通过天癸来体现的。到了一定年龄随着肾、肝等五脏精气的衰减，天癸渐臻竭尽，女性月经不再潮至，男性精子质量渐差，生育能力也就衰退了。

癸至是受孕的先决条件，也是起主导和关键作用的。这是来自《内经》的理论，在前面已经引出。这段经文表明：人从幼年开始，随着肾中精气的逐渐充盛，而产生天癸。

肾精所化之气为肾气。所谓天癸是人体肾中精气充盈到一定年龄阶段时产生的一种精微物质，古人称"无形之水"。它关系到人体的生长发育与生殖——促使女子任脉通，太冲脉盛，月经按时来潮，可以怀孕；促使男子精气溢泻，有正常的生殖功能和正常的精液，这时阴阳夫妻和合，能够有子。由此可见，天癸与西医所指的调节生殖功能的神经内分泌激素相类似。

先天之精需要后天之精的不断补充，才能维持机体的生命活动。所以天癸与后天之本——脾、胃也有着重要的关系。

王楷明："精成而脑髓生"。髓，包括脊髓、骨髓和脑髓。中医讲脑为髓海，其实脊柱应该得到更多的强调，这是"督脉"的大本营；我认为每个人的"督脉"是人体的生命根本，必须认识这个根本的重要性。督脉督一身之阳气，只要是阳气衰弱都可以在督脉上找到合适的穴位进行治疗。

督脉的功能是总督人体的阳气，这是因为督脉循行于背部正中，与人体诸阳经多次交会，如手、足三阳经与督脉相会于大椎穴；此外，带脉亦从督脉而出（第二腰椎）；阳维脉与督脉交会于风府、哑门穴。这说明督脉的脉气与全身各阳经都有联系。

从另外一方面来看，督脉循行与脊柱内，上行入脑，而脑又是"元神之府"，人体的一切神气活动都受脑的支配。神气活动的各种现象，古人认为是阳气功能的外在集中表现，所以督脉有"阳脉之海"之称。

田　原：西医学中脊神经丛似乎如同线束一样，全在脊柱这里捆着。配电箱吧。

王楷明：万物生长靠太阳，身体里的太阳从哪儿来？督脉！督脉是一个总干，脏器像果实，都在这上面挂着。

现在都给说成肾脏了，什么肾为先天之本，左肾、右命门，肾主命门之火……其实人体的一身阳气都在督脉上。督脉，它不仅能指挥肾脏，还能指挥现在西医的肾上腺。督脉要是空虚，肾脏也是空的，督脉要好了，肾脏自然就好了。这是我这些年的想法，过去以为是补的肾，其实补的是督脉，近几年我才可以说清楚。

为什么补督脉生的孩子智商高、聪明？

督脉上脑，它一强壮，脑髓就足，这就是先天。一个女人督脉耗用过度，空虚了，她生下来的孩子先天是不足的，不健康、不聪明，用后天很难补到原始的水平。后天补是通过脾胃补，可是你就再吃什么好东西，也补不起那个水平了。所以说，人是个一次性的生物机器。

生养小孩的时机过去了，就过去了。这个东西要赢在起跑线，所以说不孕调理、怀孕保胎很重要，吃的这些药都是好东西。

田　原： 中国的少数民族，尤其满族人，在保持自己的血统上煞费苦心，确实有一定的道理，先天得有保证。

我去年采访一位澳门的中医人、董氏奇穴传人，介绍他们发现的董氏奇穴，重要穴位都在督脉以及后背，很有密度，多达二百多个。

还有四川的一位火灸传人，用芒麻绳做"爆灯花"，也非常重视督脉，沿着督脉烫下来，尤其对"长强穴"有独到的认识。

王楷明： 凶猛的动物老虎、狮子，它的寿命顶多也就是20年，人的平均寿命现在能达到70岁，但俗话说"千年王八万年龟"，为什么乌龟能活那么大的岁数？耗气小，呼吸慢等等都只是表现形式，区别在哪儿？根本的区别就在脊椎上。龟板和鳖甲就是补督脉的药，龟板就是乌龟的盖子，翻过来一看，中间有一道，就是脊髓。这个督脉看似强大实则脆弱，需要最好的保护。《黄帝内经》里面有"督脉为病，脊强反折"，这是原话。

现在做手术，椎间盘手术，为什么想找好医生？就是怕伤了督脉。为什么存在低位截瘫和高位截瘫的差别？实际上是动了里面的骨髓了，脊椎里面的骨髓。这个地方本来就很脆弱。《素问·骨空论》原文是："督脉为病，脊强反折。……此生病，从少腹上冲心而痛，不得前后，为冲疝；其女子不孕，癃、痔、遗溺、嗌干。"

所以我给现在许多女患者一个调督脉，一个调肝，同时解决情绪带来的阻碍。

3. 现在的女人把自己的身体"程序"化了

在启动造人大业前，每个女人都会努力做功课：要当妈妈了，我应该为宝宝做哪些准备？

现代主流医学，提出了"全面孕检"的概念，藉由全面的检查，如激素六项、脱畸全套（TORCH）、微量元素、肝功能、分泌物、超声波、输卵管通畅、排卵监测和精子质量等，采集多项指针信息，综合评估生殖能力和怀孕风险。"各项指标达标"几乎就等于保证"怀好孩子"，在这个全民备孕大指挥棒下，很多姐妹都抱着"不怕一万，就怕万一"的心情，走进了各大医院，接受一道道的检验，心情上就犹如过一道道的"关卡"。

生活起居的每一个细节，也成了重量级命题，繁多而琐碎。即便最日常的：什么时候开始补"叶酸"或其他营养素？油炸食品和烟酒什么的，要提前多长时间戒掉？

还有备战题：要不要让老公"停机"、封山育林？何时才能正式"开车"？热议无休。

子宫内膜的潮起潮落，也需细心记录，月经期、排卵日、基础体温……它们关系到播种的关键时机。

点开指导备孕的网页，紧张的气息扑面而来，待孕的姐妹们，满心期待，同时也满心忐忑：一项项指标，此起彼伏，却又很难有一个明确的准绳。

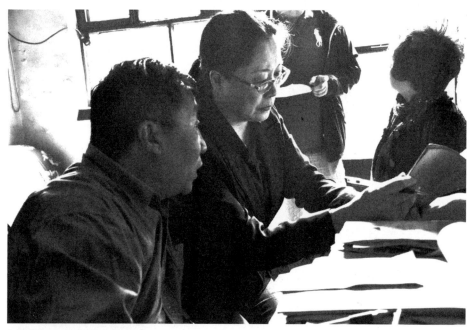

山西介休·王氏女科诊室现场

田　原：当一个女孩子，想要怀孕了，我们祖传的中医，有没有一个更好的教女人读懂自己的方式，领悟养生之道，做一个好妈妈？

王　浩：如今所谓的读懂就是普及一般的妇科常识，大家依赖得更多的，还是医院里的孕前检查，像超声波、输卵管通水，一样一样的检查。但有些检查有潜在的伤害。其实我们最好自我体检，也完全可以摸个八九不离十，自己就可以感觉到的，比如说，痛经不痛经、白带多不多、脸上有没有青春痘、胖不胖、体重超标了没有、平时手脚凉不凉、爱不爱感冒……这些就可以看出身体的基本情况。

现在的女人有一个什么问题？大家已经把自己的身体格式化和程序化了，只注重自己身体检查出来的各个数据，而根本不关注自己本身的功能。

田　原：被琳琅满目的检查绑架了！

王　浩：强迫加自愿地被绑架了。现在病人进医院以后，她总是感觉自己很专业，她在网上已经四处搜寻了一遍，她也去看过很多的医生，来了之后，跟你讲一些很专业的词……大夫，我是子宫内膜异位症，或者我长子宫肌瘤了、我的肌瘤是多大，或者我检查出霉菌了，或者我有宫颈糜烂……她们已经不觉得要跟医生说，我的身体有什么症状。我说，好了，你不是医生，我们不是要探讨专业的问题，现在开始说你哪儿不舒服。

田　原："哪儿不舒服"，这份最基本的感觉，精细灵动，其实是最高级的"自检"。

王　浩：试想一下，身体的问题，用一两个概念能总结么？但是，我一早上看二十个人，就有十九个人这么表述疾病。其实女生在婚前婚后可以自己来体检，不用去医院，你自己就有感觉。正常人和不正常人能一样？不一样。

比如说痛经，有的女孩来了以后跟我说：我妈说了，她年轻的时候就这样，没事，结完婚就好了。我说胡说！什么叫结了婚就好了？结了婚照样痛经的人又怎么解释？甚至生了孩子，四十大几了还照样痛经的还大有人在。

田　原：王浩在临床深有感触啊。阶段性来看，和过去比较，当下女性的身体疾病，更多集中在哪些方面？

王楷明：现在的社会情况呢，女人容易受到七情、"六郁"的影响；七情，"喜、怒、忧、思、悲、恐、惊"，还是我们一直说的"情绪"；"六郁"，则是"气、血、痰、火、湿、食"。这个"六郁"，是元代大医朱丹溪提出来的，尤其能把现代人的生活习惯和情绪波动一并结合起来。

田　原："六郁"，一听就很憋闷，身体各种不通，各种瘀堵。

王楷明："气血冲和，万病不生，一有怫郁，诸病生焉。故人身诸病，多生于郁。"这是朱丹溪的原话。而且这"六郁"，都是实证，一郁就"结"，什么问题都来了。尤其气郁，气机的郁滞，是"六郁"的罪魁祸首，也是解开"六郁"的线索所在，"气行则郁散"。

田　原：各种"郁"，在身体上都有什么表现？

王楷明：气郁，有胸闷，乳腺增生；血郁，多见痛经；痰郁，以输卵管堵塞和慢性咽炎较为常见，还有卵巢囊肿；火郁，总感觉自己蒸蒸有热，小便黄赤，但测出的体温并不见高，症结在于肝火，这又回归到了情绪上；湿郁，主要停留在关节上，感受外来的寒气就会关节疼痛；食郁是纳呆，吃不下饭，不想吃饭。这"六郁"让人很苦恼，你看一眼走进来不高兴的，肯定是哪儿也不舒服，不想吃、不想喝，也不能睡。

在临床上，我们常用"越鞠散"，简单的五味药，能解六大郁。川芎、香附、苍术、焦栀子、炒神曲，是疏肝理气中的一个重要方子。更为大众熟悉的"逍遥散"偏于解气血之郁，疏肝和胃，真要解六郁就不如这个"越鞠散"全面。有很多女孩子，由于压力大，输卵管堵塞，卵巢功能紊乱，怀不上娃娃，用它也比较合适，可以加药，像丝瓜络、路路通、穿山甲，也就是"炮甲珠"……

田　原：这就提醒咱们女孩子，在孕子之前，要注意把郁结这些问题先清扫一光。

王楷明：更关键的是，这个处方还能坐稳胎，尤其善治女人的卵巢衰老，善治抑郁症。而且没有年龄限制，没有性别限制，年轻人、老人，男人、女人都能用。

举我们家老三王华接触过的一个病例：有个男的来看病，腿痒，从省人民医院，到山大一院、山大二院，用他自己的话说，花了快两万块钱了，也没治好。我们中医有句话，"诸痛痒疮皆属于心"，这是心病！最后给他开了个什么方子？就是"越鞠散"，加了点丝瓜络、伸筋草，吃了两副药，好了。

田　原：好一个"越鞠散"，对我们如此温暖，这是中医的美妙。这些药其实解决了一个"让人快乐"的问题、通畅的问题，只要快乐了、通畅了，什么都有了。

王楷明：没有顾虑，不要忧愁，一高兴什么事都解决了。

王　浩：西药治忧郁，有种抗焦虑的药"黛力新"，它也是这个道理，它是由两种常见且已被证明非常有效的化合物组成的复方制剂。它就是调整情绪，让你高兴——氟哌噻吨是一种噻吨类神经阻滞剂，小剂量具有抗焦虑和抗抑郁作用。美利曲辛是一种双相抗抑郁剂，低剂量应用时，具有兴奋特性。与阿米替林具有相同的药理作用，但镇静作用更弱。两种成分的复方制剂具有抗抑郁、抗焦虑和兴奋的特性。

4. 男人要有好精子，女人要有好月经

这次到山西，我问王氏女科的第一句话：五年过去了，现在什么女人病排在最前面？

身为王家第28代家传老大的王楷明，不假思索答道："生孩子！"

5年前，初次寻访到这个传承了800年的女科世家，问及这个时代的女人身心问题，他们给了我一个答案："有个好子宫，才能做一个好女人。"随后两年，我们深入去解开女人病的谜团，挖出了让人震惊的子宫生态危机。

5年过去了，他们在临床上又看过了几波的女人，如果说上一次的话题，更多基于"75后"的女性，这一次的讨论焦点，已经悄然转移到"80后"的身上，尤其男孩。

王　浩：我们现在总体的感觉，"80后"的生育能力已经不如"70后"、"60后"、"50后"了。不管男人还是女人。这个事情有多严重？再过5年，恐怕不孕不育的病人只会比现在增加，越来越多，不会减少。

田　原：这是"改革开放"以后的第一代孩子，他们的成长环境和过去是截然不同的。你们在临床上怎么分析这个问题？

王　阳：他们大多有个共同点，自我感觉良好，没什么症状，也能吃，也能睡，精神挺好的，性生活也很正常，什么也不影响，但就是不生孩子。这几年这类情况看得太多了。

田　原：这也是我深深忧患的，如同我们习惯了七两的秤，已然忘记了一斤的感觉。很多孩子也包括成人，他就是觉得自己挺好的。其实真相并非如此。

王　阳：这个情况下必须化验，看男人的精子成活率。好好的后生，长得一米八几，个子高高的，却是死精、弱精，活动率达不到，力度达不到。

像我看的一个年轻人，精液常规检查有两项不正常，活动率不正常，密度不正常，检查他的A级精子和B级精子，A级精子才1.92%，B级精子才4.32%，极慢的和不动的达到73%，这当然就有问题了。按照西医的标准，A级精子在25%以上才算达标，才能正常怀孩子。

年轻女人的问题也一样，没有成熟卵泡。但"无症状不育"总的来说，男的问题比女的问题多。来看不孕不育的年轻人，我一般都要求俩口子同时来，尤其是结婚在两年、三年以上，不怀孕的，让男方去化验精液，十个有七个不正常。活动度和密度，还有畸形度。我看过一个比较极端的情况，精子畸形度98%，精子头部畸形，精子形态不正常，密度也不够，量还不够。

相反是啥？年纪往上的人情况还好些，上星期我看了一位44岁的男性，人家的精子密度和活动度都在70%以上。

田　原："80后"、"85后"，正是25～30岁左右的壮年期，这似乎预示着一个时代问题。

王楷明：这个问题还要进一步考证。精子少、没精子，究竟什么时候没有的？是生下以后发育不好，结了婚才知道？还是环境使然？

田　原：精子出现了这些问题，中医从脉象上能看清吗？

王　阳：有的在脉象上看不出来，所以说无症状不育这个问题很严重。脉象上能表现出来的，大多是两肾亏虚。

王　浩：其实我们把脉时会有感觉，那男的一伸手，你把三个手指头往上一搭，就能感觉到他这个手里阳气很弱，凉的，没温度。

人和人之间天生就有这种相互感应的磁场，有的人一进来，你就能感受到他的状态。再一搭脉，前三分钟你就问他，你怕冷不怕冷？怕冷！你平均一周能保证几次性生活？一个月一两次。早泄不早泄？顶多能坚持两三分钟……那根本不用看他的化验单！85年生人，现在2013年。多大年纪？才28岁，正应当是如狼似虎的时候，就走下坡路了。再细看他的面色，根本没光，面色㿠白。

田　原：你们从女科慢慢要转战男科了……

王　浩：本身怀孕这个事情就是男女双方的事情，没男的怎么怀孕，对不对？但是在这种时候，一定要辨证清楚，千万不能随随便便地壮阳。有的男人在早泄的情况下，你用上很多壮阳药，反而比原来更严重。"善补阳者，必于阴中求阳"。

田　原：健康的精子是男人健康生命的表达，就像女人有正常的月经一样。应该用精子来考虑男人的身体状况，而不是性行为。

王楷明：对，精子出现问题，说明他生命的根基已经动摇了，有了孩子也成不了，种子不行。女人要看卵子和子宫的发育水平。孩子好不好，一个是种子的问题，一个是土地的问题，但其实种子这一点，就包括了男人和女人双方的身体素质问题。

就最近这一两年以来，有几类病人比较多。第一个就是我们说的胚胎停育。第二个就是不孕不育；一个是不孕，一个是不育，不孕是从前没怀过的，不育是有了孩儿，不幸流掉了。第三个问题，还是盆腔积液问题。第四个就是卵巢囊肿。第五个是肌瘤。

根据现在的经验看，治囊肿、盆腔积液和肌瘤，都不能用消炎的药和凉药！包括泌尿系统感染的疾病。刚开始感染，用3～5天的消炎药，好了，后来又犯了，继续消炎，消着消着，到时候更厉害。因为那些消炎药是凉的，会导致身体里的菌群失调，阴阳失调，不平衡。所以，在治这些病时，里面必须加点热性的药，来温化之前用过的凉药，一个桂枝，一个肉桂。可以说，不管治什么病，多半离不了肉桂，这个药太好用了。

田　原：现代人的贪凉，怎是一个"凉"字了得！是到了我们反思的时候了，父母反思，孩子们自己也要反思。

5.要想有孩子，请先戒掉快餐可乐

田　原：其实很多人不解，"80后"、"85后"的成长环境优越，他们的先天素质应该是好的，为什么遭遇了生育的问题。

王　浩：瞎吃瞎喝闹的，主要还是饮食环境。这些年轻人都爱吃什么？垃圾饮料，可乐、雪碧、健力宝，还有冰淇淋、雪糕，配着热辣的麻辣烫、面皮、担担面、火锅！你看电视上那些可乐的广告，哗，加冰块冻凉的，然后一吃火锅，咕咚咕咚灌下去。所有的中医都看不下去！网上有一个可乐的视频，拿刷锅用的钢丝球来做例子，你倒上一杯可乐，把沾满油的钢丝球扔进去，泡半个小时，再拿出来，钢丝球亮堂堂的，干干净净的，这是第一点。再一个，我们在高速公路上开车，有的飞虫碰上挡风玻璃，死了，又黏上一斑油污，你把抹布蘸上可乐一擦，玻璃干干净净。你想想，它有多大的劲儿啊？

不管男人、女人，把这个东西喝到胃里以后，再到十二指肠、小肠、大肠，给你刮一遍、洗一遍。进口的这些碳酸饮料，太厉害了。据听说，可乐在所有的饮料里面，伤精伤得最厉害了。这个不知道有没有科学依据。在我们的传统观点里，不只是可乐，什么饮料都不能喝，只能喝白开水，而且还不能喝凉的，要喝有热气的。

田　原：我们的孩子把饮料和牛奶当水喝了。

王　浩：你去看看他们的生活方式，早上一起床，刷刷牙、洗洗脸，一瓶饮料，咕咚咕咚一喝走了。要不就早上不吃饭，要不就到外面买点高温油炸过的油条，应付应付的再喝点什么。中午，还是快餐。到了晚上，正经八百地吃点东西了。吃什么呢？火锅！又继续喝饮料，或者喝酒，甚至还要酗酒。有的人，酒后难免乱性，男孩子的精子伤了，女孩子的卵子和子宫环境也给破坏了。就这样，两个人的身体已经开始出现问题，再继续接收这些外来的东西，无知地糟蹋着自己。受精卵在子宫内膜着床，摇摇晃晃地，再加上之前可能有过的内膜伤害，那不是越来越糟？

快餐式生活，快餐医疗，"快餐式"已经是一种深入人心的坏理念，还有熬夜、环境污染、手机辐射，多少人随身两个手机，两个裤兜，左边兜一个，右边兜一个，每天就在那儿不停地辐射，这就直接关系到了生殖能力了。现代危害就像看不见的杀手，在短时期内我们看着脉象还正常，其实只是因为他们现在还年轻，再往下走几年，受伤的脉象就可能显现出来了，前景堪忧。

6. 卵泡培育，千万别沦为炸鸡店养鸡

田　原：西医用了很多方法来培育卵泡。

王　浩：对于卵泡的培育，西医有一整套方法，成功率很高。所谓的成功率很高，就是说打上促排卵针以后，到了排卵期，左右双侧卵巢能同时出现三到四个，甚至更高五到六个卵泡，里边就是卵子。但这些卵泡是催出来的，表面上看似成熟，能用不能用，还不好说。想一想激素生长的鸡腿，超速的生长发育。

田　原：生命周期被压缩了，卵泡的生长是人工的。

王　浩：我媳妇的外公原来是太原牛奶场的职工，一个简单的工作干了一辈子，就是挤牛奶、喂小牛。老先生今年92岁，跟我说，他以前上班的时候，牛是漫山遍野随便走，想吃草吃草，想喝水喝水，然后定时定点把它牵回来，洗干净，慢慢地把奶挤出来，能挤出奶油。

现在的奶牛过的是什么日子？就是往一个地方一锁，放在那儿，让你吃什么你就吃什么，让你喝什么你就喝什么，我想什么时候挤你，就什么时候挤你。奶的质量怎么能高？那牛都得忧郁症了，牛奶好喝吗？

卵泡长不起来是什么原因？西方医学琢磨到一半，身体分泌的激素不够，就给打促排卵针，里边是"促卵泡生成素"和"促黄体生成素"，就是"FSH"和"LH"，这是主要的东西。打上这些，让卵泡快速地长，多长。

田　原：它不是在自然环境下，自然而然产生的。就像给庄稼上化肥一样，"你赶紧长出来，她要生孩子"。

王　浩：这个东西不仅用于女人的卵巢，同样适用于促男人生精。

王楷明：这是现代医学的无奈之举。这就涉及了我们说的那个问题，"进来的小偷，成了强盗"！

人的生命是怎么产生的？万变不离其宗——"人始生，先成其精，精成而脑髓生"，他有一个自然的"生、长、化、收、藏"的过程，就像是大自然春、夏、秋、冬的过程。每个人的生命都是老天爷这么造定的。

所以试管婴儿成功率那么低，孩子健康不健康，还不一定。

西方医学要来了卵泡，可是卵子呢？用化学药物这样促排卵，排下卵泡可以，但里面是空的，没有卵子。我们重视的是什么？我们不仅重视的是卵子，

我们还重视受精卵，我们要让这个好种子将来能发芽，能长成好孩子。

田　原：你们临床上看，促排来的卵泡，能用的有多少？

王楷明：能用的只占百分之二十到三十！

我们在临床上观察到的是，人工周期培育卵泡，然后怀孕，可能就导致两个后果：一个是容易造成胎儿停育，还有一个，最不好的结果就是造成子宫外孕。为什么会这样？这个卵是排出来了，也形成受精卵了，但是所有的女人怀孕，都是卵子先在输卵管壶腹部受精，然后送到宫内扎根的，卵子长不起来的这些人。她整个人是"虚"的，尤其督脉是不强壮的，她的输卵管根本就没有蠕动的能力，卵子受完精以后，就定在那儿了，没能顺利进入子宫着床，就怀在输卵管里头了，这就成了子宫外孕。

田　原：天啊，危机四伏。

7. 卵泡能否成熟，关键还是在于督脉

王楷明：女人们的卵泡里没有卵子，男人没有精子，都是督脉的问题。为什么我这些年通过补督脉，生小孩的几率高一些，这是生命的奥秘。

换句话说，女人的卵子、男人的精子，必须从督脉上面下药。我们家的促排卵方子，治的就是督脉——充实督脉，叫它推动卵巢的功能转动起来，这才能促进它排卵。肾脏，只不过是中间的一个工具。

田　原：这会儿肾脏才可以体现"作强之官，伎巧出焉"。这里边有没有一个过度开发的隐忧？

王楷明：不会，只有督脉强大才能启动生命的运动与代谢。

比如"下丘脑-垂体-卵巢轴"的内分泌机制，垂体分泌"促性腺激素"、"促卵泡成熟素"和"黄体生成素"，卵泡才得到发育，同时分泌雌激素。归根结底，都是通过督脉来贯彻实现的。

督脉的"督"字，有总督、督促的含义。督脉循着脊椎这条背部正中线走，中医讲"背为阳，腹为阴"，督脉对全身阳经的脉气有统率和督导的作用，

它的脉气多与手足经相交会，"大椎穴"就是一个集中点，所以有"总督诸阳"和"阳脉之海"的说法。

您看督脉的路线，起于小腹内胞宫，下出会阴部，向后行于腰背正中至尾骶部的长强穴，沿脊柱上行，经项后部至风府穴，进入脑内，沿头部正中线，上行至巅顶百会穴，经前额下行鼻柱至鼻尖的素髎穴，过人中，至上齿正中的龈交穴。

我父亲那一代已经有这个体会，但还比较朦胧，他们只是让我们背《奇经八脉考》，经常只是一语带过，道理给讲了讲，可是没有像我今天理解得这么透彻，这是几十年的经验与体会，尤其近几年，我一直在思考这个问题。

过去说是补肾的药，像巴戟天、淫羊藿、仙茅、韭菜子、覆盆子、紫河车、菟丝子和石楠叶……等等，其实都是直接给督脉的药。

但督脉上用的药必须要掌握好，什么时候用，怎么用。

我们家用的促排卵方子，虽不能说万无一失，但比西医用的"克罗米芬"效果要好得多，在每个月排卵期吃10天；但必须把日期吃对，月经结束以后第几天开始吃，连吃10天，在这10天不要避孕，一般在第二个月、第三个月就怀上了，有的人甚至连一个月的药都没吃完就怀上了。

山西太谷有一个名药："定坤丹"。那个药其实是治督脉的药，补乾坤、补督脉，怀不上孩子可以用，怀上小孩不发育也可以用；但还是那句话：必须掌握时候。

我们看所有的"定坤丹"，说明书上都写着"孕妇忌服"，就不让吃这个药，但我们祖传偏偏就要吃这个药。好多大夫来了，人家就问我，它有红花，红花活血，就怕动胎，你们怎么敢用？人家里面的红花是藏红花，而且还有很多药：阿胶、白芍、白术、茺蔚子、川芎、当归、枸杞子、黄芩、鸡血藤膏、鹿角霜、鹿茸、人参、三七、熟地黄、香附和延胡索等等。

用"定坤丹"的时候，再用"济生丸"补补肾阳，兼而能照顾照顾命门。再就是"肾宝"，增强督脉的功能。总而言之，解决根本问题，还是要在情绪、温度和督脉上着手，这是我一直强调的三因。

田　原：讲得好！

8. 女人必须了解自身的奇妙身心

田　原：回到老祖宗的怀抱里，才发现我们的生命不孤独。有一天，我请你们到北京讲学的时候，这些道理一定大受欢迎啊。

王楷明：就是女娃们太可怜，不知道自己的身体好坏。现在小女孩不生育，怀不上孩子，不仅是伤了督脉的阳，连前边任脉的阴都伤了。归根结底损害了什么？一个是"奇经八脉"，一个是"奇恒六腑"，"脑、髓、骨、脉、胆、女子胞"这6样，最重要的是影响了"女子胞"，也就是子宫和卵巢。冲为血海，任主胞胎，女子胞受伤要归于任脉受伤。

田　原：中医为什么把这六腑称为"奇恒之腑"？

王楷明：它有特奇的、特殊的功能。

王　浩：按照中医基础来推测，之所以出现"奇恒之腑"这个名词，就是因为五脏与六腑是根据五行相对应的，在这之外的其他器官未归入这个体系，但又很重要，又有奇特的功能，所以叫"奇恒之腑"。

田　原：奇，也就是不同于一般平常的，是生命的奇异之所。恒，永恒，恒长。奇妙的是，奇经八脉、"奇恒六腑"，都不像十二经脉、五脏六腑那样，有时间上的周流性、节律性。

王　浩：它们是超越时间环流的，应该这样理解吧。但是对于奇恒之腑的共同特点，历代中医有共识：它们同是一类相对密闭的组织器官，却不与水谷直接接触，似腑非腑，似脏非脏，除胆属六腑之外，其余没有和五脏的表里配属关系，但又与八脉相联系。

奇恒之腑在女子为6个，而在男子为5个，因为女子多一个女子胞，男人没有女子胞。其实男女皆有胞，为了说明男子的奇恒之腑也有6个，明清医学家加了"精室"这一脏器。说白了，"精室"就是男人的前列腺。

田　原：我们回到任脉，女孩子，多是怎么伤到任脉的？

王楷明：人流太多了，这是最直接的原因。

尤其现在的方法，第一个是药流，第二个是无痛人流；这个无痛人流造成的后果，实际上比有痛人流的隐患更大。我们现在的病人啊，来十个就有十个是这样的情况：年轻时不要孩子，胡来，到了要小孩的时候，要不了了！

一个是药物的责任，一个就是社会风气不好。损伤了任脉以后，必定要损伤督脉，它们两个是连着的，一个在前，一个在后。临床上有什么症状呢？她自己能观察到的是月经的周期不好；实际上是排卵功能不好，导致了月经失调。现在西医认为是脑垂体的功能紊乱，在中医来说是任督二脉连锁受伤了。女人如果督脉不行，不用说生育了，来月经都困难。

田　原：还是回到了女人本位——月经问题。希望引起女孩的重视，你的月经是你的健康、也是你的美丽源头。

9. 子宫环境若不好，试管当然不管用

田　原：我们可以谈得细致一些，比如输卵管堵塞，现代医学的思路是什么？王浩在中西医结合医院里，应该比较了解。

王　浩：对于输卵管堵塞，现代医学的思路是：堵了，我就给你打通。

它有这么几个过程。

一，输卵管通液。利用美蓝液或生理盐水自宫颈注入宫腔，再从宫腔流入输卵管，根据推注药液时阻力的大小及液体反流的情况，判断输卵管是不是通畅。输卵管通液检查因为设备简单、操作简便，而且比较低廉等优点，在上世纪 80 年代以前应用得很普遍。但是由于整个过程都依靠医生主观感觉判断，而且不能判断输卵管堵塞位置，检查过程中，病人的紧张情绪还会导致输卵管痉挛，造成假阳性。近年来科技更进步了，可以在超声监测下手术，提高了准确率，但实际临床中发现这种方法的误诊率还是高，所以不是理想的检查。

二，子宫输卵管造影术（HSG），这个更早，上世纪 20 年代时就被采用，它通过子宫颈管向子宫腔内注入由高原子序数构成的高比重物质（如碘剂，泛影葡胺等），在 X 线摄片下与周围组织形成明显的人工对比，使管腔显影，能发现输卵管闭塞、输卵管运动功能、以前感染或输卵管子宫内膜异位症引起的黏膜损伤、输卵管积水、输卵管峡部结节、黏连和输卵管异常（如附属瓣膜和憩室），是快速、经济且危险性小的检查。HSG 对输卵管闭塞和黏连的敏感性为 65%，但疼痛引起的输卵管痉挛可以造成假阳性，而疼痛、感染和造

影剂侵入到血管系统是罕见的并发症。

三是输卵管镜，是一种对输卵管的管腔内结构进行显像的方法，检查时需要应用到一种硬质的输卵管镜，能够评价输卵管的整个长度及全程输卵管的黏膜及通畅情况，检查过程中可行输卵管的再通术，因此对近端输卵管阻塞有潜在的治疗作用，但输卵管镜对技术和设备的要求较高，所以目前使用不是很广泛，此外，输卵管镜检查也可以通过经阴道注水腹腔镜路径进入腹腔。

四是腹腔镜检查，通过子宫导管向子宫腔注入美蓝，经腹腔镜观察美蓝经输卵管伞端溢入盆腔，即为通畅；如有输卵管近端堵塞（输卵管间质部及峡部）则见不到美兰液经输卵管伞端溢入腹腔，如为输卵管远端堵塞（输卵管壶腹部及伞部）则可见输卵管伞端及壶腹部扩张增粗并蓝染，但没有美蓝流体流自输卵管伞端并流入腹腔。腹腔镜可直视输卵管梗阻部位及周围的黏连情况并可同时对黏连进行分离治疗，是诊断输卵管梗阻的金标准，但需全身麻醉并且需手术治疗，目前不是普遍采用，仅用于输卵管通液或造影提示输卵管有异常的患者。

我经常跟病人说，西方医学的这种检查是双刃剑，也许会带有创伤性，检查的同时也造成了损伤，比如胀裂、伞端上举等等，这是一把双刃剑。这是第一点。第二点，为什么做了通水，做了碘油造影，做了导丝以后，很多女孩子们到了下一个月的时候，月经不调了，甚至不来月经了，甚至隔月来，甚至不排卵了？为什么？我们认为就是可能伤着了内生殖器，伤着了卵巢。

这些外来刺激一进来，身体的反应是什么？就得形成一种自我保护。就和无痛人流一样，说是无痛，因为上了麻药，刮完了，人不疼、不难受，站起来就走，很轻松，不影响工作和生活。真是这样吗？我相信很多有经历的人自有体会。有人苦不堪言，久了她才意识到，身体或多或少已经开始关闭这个功能了。

现在最可悲的是什么？就是盲从、轻率和无知。有一些女孩，怀不上孩子，来了之后说的可简单了：我计划调整调整身体，反正我的输卵管堵了，也不能用了，我就准备去做试管婴儿。不是泼冷水，我得先问她：你做试管婴儿就肯定会成功吗？试管婴儿花费高不要说，成功率只有百分之二三十，为什么这么低？还是整个子宫环境问题没解决啊。

田　原：好奇害死猫，观念害死人。

王　阳：最近我看的几个患者，就是因为几次人工授精不成功，输卵管不通，选择了做试管婴儿。其中有一位女士，看到《子宫好女人才好》，拿着书找过来，这个人其实挺聪明的，她之前做了 3 次试管婴儿，都失败了，自己就考虑到子宫里面有问题，过来找我们。我说你先调理三个月，通输卵管之后，再调理子宫。

田　原：我们古中医的不孕症里面，也包括输卵管不通吧？

王楷明：对。我们不能就输卵管堵塞治输卵管堵塞！子宫的环境不好，有种种表现，我们看得很清楚，输卵管的堵只是其中一方面。

王　浩：没有单纯的堵！所谓什么症状都没有，就光一个输卵管堵塞，这种人基本上不存在。双侧输卵管堵塞的病人，你去问她的月经，十有八九都不对，要不就是推后，要不就是量少。从脉象上看，一般多会出现细脉和涩脉。其中还有不少女孩出现偏头疼。

田　原：偏头疼和一侧输卵管堵塞，这个案例很有角度。但不知道能不能敲醒一些迷糊的、盲从一些观点的女人们。

王　浩：我有一个病人，她在 2009 年有过一次宫外孕，手术时把左侧的输卵管给切除了，切除了以后，右侧的输卵管还是个堵塞。医院基本给她判死刑了，说她现在能做的就是试管婴儿了。我给她看了大概三四个月的时间，我就不给她通输卵管，就调月经，她老说她痛经，老说她白带多，这才是中医要解决的主要靶点。所以说，特别要提醒女性朋友的是，看病不要光注重你的检查资料和结果，千万不要忽视你身体本来的功能！

王楷明：且不说，输卵管不通不等于不能怀孕。即便不能怀孕，我们中医中药也完全能解决这个问题，只不过是需要时间、需要情绪、需要温度。这里边的门道，就跟我们孵小鸡的道理是一样的，子宫里的环境恰到好处，温度、湿度都合适了，孩子就能长出来、长起来。

10. 无痛流产痛在心扉，小心别让子宫碰麻药

王　浩：如果可以排卵，输卵管也通畅，有生育功能了，子宫的内环境

就成了关键因素，影响播种的土壤和气候。

田　原：现代医学的妇产科如何治疗不孕或者胎停育？

王　浩：西医治不孕或者胎停育，目前两个办法：第一个就是注射黄体酮，第二个就是注射"人绒毛膜促性腺激素"。目的就是增加雌激素和孕激素，让卵泡能够长起来，同时促进内膜的增厚，满足怀孕的这两个条件。

我曾经看到过手术摘下来的子宫，它就是一个皮囊，小一点的有苹果大小，大一点的有一个大西红柿那么大。把它翻开来一看，白白的，上面都是小绒毛，就像牛百叶，这就是子宫内膜。现代医学把它分为三层，第一层叫致密层，第二层叫海绵层，第三层叫基底层。基底层，不管你来不来月经，它是不受孕激素、雌激素周期性波动控制的，只有前两层是受时间周期控制的。内膜的海绵层和致密层在排卵期前后长到最厚，约8mm～10mm（此数据为大概范围，不是绝对标准），然后慢慢缩小、脱落，成为月经。

子宫内环境不好的人，往往有过多次的流产史，她的子宫是一个瘢痕子宫。为什么会这样？比如说我们的皮肤，刺上一刀，往往有瘢痕一样。

田　原：有人能留瘢痕，有人不留。这里面恐怕还有其他方面，比如气血健康的问题。

王　浩：对，我们可以这么来理解人工流产的后遗症问题。

流产要用到一个机器，看上去像电视机这么大的一个盒子，一头连着一个真空管，里面是真空负压的，作用原理和吸尘器一样。人流过程是这样的，先拿一个扩宫的东西把宫颈扩开，扩开之后要看宫颈口这个时候软不软，为什么很多西医大夫先让患者吃药流产？因为药流以后宫颈就软了，这时候就好下手了。把这个真空管从阴道伸进去，一开电，"啪"就开始吸，这头"唰"一下，从子宫里吸出来的东西，通过真空管子就送出来了。就那么一下……

田　原：也许把"地毯毛儿"都吸走了。

王　浩：对。内膜就是这样的，都是毛绒绒的，跟毛毯一样，受精卵是要在里面着床的，这负压机一吸，这儿就有一个瘢痕了，就成了"水泥地"了。

田　原：这块"地"本来有呼吸着的千万个毛孔，就给封死了，就像被水泥抹平了一样吗？

王　浩：对啊，这儿就光秃秃的了，粘不住受精卵，再次孕产有可能就失败了。有些女人只流产一次，这辈子都不能生育了，极有可能碰到了三流大夫，进去刮的时候，那不叫刮，那叫铲除！还有无痛人流的商业误导也很严重。

田　原：这件事情的后果被轻描淡写了。

王　浩：三叔（王华）那天在"王氏妇科培训班"上，就差点拍了桌子，你们这些当妇产科大夫的，你们知不知道什么叫无痛人流？大家都莫名其妙，怎么就不知道了？无痛人流，用麻药刮不就成了？现在还有可视无痛人流呢！

田　原：也许那些后果，妇产科大夫真的不知道。

王　浩：无痛人流最大的问题，它在根本上麻痹了你的子宫！有些人不得已做流产，比如说胚胎停育，必须要处理了。我一再告诉病人：尽可能不用无痛手术，找年龄大一些，有经验的大夫。她在痛苦叫喊的时候，跟大夫就是一种互动、沟通，疼了，就手轻点。无痛人流就不存在这个感知过程啊。

有的女孩子做完无痛人流后，两个月不来月经，昨天来了一个病人，9个月没来月经了，吃遍了妈富隆、乙三醇，卜佳乐也吃过。用她自己的话说，看了整整9个月的病，换来了席汉氏症候群，气血大亏，继发性闭经。

田　原：内膜被破坏了，还有可生长的机会吗？

王　浩：还有。但这个子宫目前成垃圾场了。田老师，请问什么地方才可以叫"宫"？皇帝住的地方，公主住的地方才叫"宫"。那强盗土匪冲进去给你打砸烧抢，这还是不是个"宫"？

田　原：你在接诊这些病人的时候，怎么判断她们的伤情，拯救子宫。

王　浩：经历过无痛人流以后不来月经的病人，你留意去看，她们的皮肤一般比较暗黄，有的就二十几岁的女孩子，但是面色无华。进来了以后胳膊就架在诊断桌上了，说话气虚带喘：哎呀，大夫，我不行了。怎么不行了？月经来不了。感觉说话是挤出来的。号脉，一派气血大亏之势。

我第一句话就问她：流产过几次？药流还是人流？

诶，大夫您怎么知道我流产了？先用了药，后来不行又刮了一遍……这就是"二次创伤"！

你就看她面色萎黄到那种程度，往往折腾好几回了。再问她，白带是什么情况？有的人说我的白带很少，甚至没有，或者比较干涩。有的人说我白带特别多，多到什么程度？像水一样，甚至像小便一样，内裤整天都是湿的。你再问她，腰有什么感觉，她说这腰有时候就好像要断了一样。这就说明，她的子宫内膜基本上已经成了一块"盐碱地"了，缺少温度、水分、养分。

田　原：一直以来，西方的文明和先进技术来到中国，都难以避免会出现扭曲。比方说心脏搭桥手术，还有一些微创手术，包括无痛人流，客观来讲，这也是没有办法的办法。但我们要追问一句：这些技术在西方和在中国一样吗？也会造成内膜的伤害吗？激素的使用也一样，在国外，激素的管控比枪支还严格，但到了我们这里却是另外一番模样。

无痛人流究竟应该是什么样？……

王　浩：还有药流。现在常用"米非司酮"这个药来打胎，它是干什么的？具有甾体结构，是第一个孕酮受体拮抗药，属于新型抗孕激素，无孕激素、雌激素、雄激素和抗雌激素活性。能与孕酮受体及糖皮质激素受体结合，对子宫内膜孕酮受体的亲和力比黄体酮强 5 倍，从而产生较强的抗孕酮作用，使妊娠的绒毛组织及蜕膜组织变性，内源性前列腺素释放，促使黄体生成素（LH）下降，黄体溶解，使依赖黄体发育的胚囊坏死产生流产。

但咱们中医认为，怀孩子可不是子宫一个地方有造气血的功能，肝、心、脾、肺都在配合它。你把子宫给麻痹了，肝、心、脾、肺、肾还以为子宫在工作，他们还在全力做后期运作。当它们发现子宫已经不干活了，他们也就停下不管了。久而久之，一些人会造成习惯性流产！下次怀孕，到这个时间段，你又喊"狼来了"！那也不理你了，不干活了！

田　原：习惯性流产也说明子宫本身不具备这个养育能力了。

王　浩：对，"地"不行了。尤其无痛人流，那台"除草机"，连草皮都给除掉了。现代医学的这种流产方式，可以说是负能量很大。

其实我们古人也打胎，有的用麝香，有的用桂枝茯苓丸，有的用大黄䗪虫丸，用这些药的时候，只是迫使你的气血下行，而不是阻断。

前些时候来了个小女生，大学生模样，在网上看到王氏妇科，找到家里去了。问怎么了？半天不说话，就哭：不来月经了。多长时间了？两个月了。为什么不来月经了？那个什么嘛……不好意思说。问她怀上孩子了？嗯。又开始哭。大夫给我开点中药打胎吧。对不起！祖上留下的规矩，不允许干这事，伤人、伤德、伤后代。

田　原：诶，这个女孩子如何是好……

11. 盆腔积水，要配合着月经顺水推舟

【诊室现场】

再到介休，心里带着一个愿景，想续写《子宫好女人才好》，把"种子"的话题好好说说。正好遇到一位年轻的姑娘，在看过第一本书后，揣着孕子梦，寻路跋涉而来。

我们见面时，她已经是第三次就诊了，说起话来笑呵呵的，语音清亮，开朗、舒畅，感觉不到她的过往留下的身心纠结。

女　孩：网络上有一个"播种网"，在那里我第一次看到了这本书，《子宫好女人才好》。网上有电子文件，我下载看了几页，觉得不过瘾，就直接买了一本书。看了这本书之后，就一直想过来。当时觉得，每一次去医院都吓得不行，感觉都绝望了，呵呵。

田　原：到这来，有另一番感受吧？

女　孩：那时候一看书，感觉希望就在那里，后来就加了王浩医生的QQ，问到了这边来。

王　浩：我的手机号已经成了马路上那个"办证"号，每天都有人给我打，不分白天黑夜。那我也不敢改。（笑）

田　原：他们治疗女科病，不只有技术，还有女人之道。

女　孩：我就觉得抓了一根救命草。我就遇上了胚胎停育，去年6月份怀的，两个月就胎停了，停了之后只能流掉。流掉了之后，刚开始觉得腰酸，但是不知道腰酸是怎么回事，想着过几年之后再要小孩，到时再做一下优生优育，当时就没查。

今年过年前后才去查，查出盆腔积液，还挺严重的。我到我们那边医院去看，那个医生每次看病的人都特别多，然后就是说一些新名词，我听不懂，接受不了，就在那儿吓得不行。

王楷明：现在是第三次来看，我再给她调一次，就可以准备怀孕了。

女　孩：我觉得生儿子生女儿都行，只要顺顺利利、健健康康的就好。

田　原：心态好，有喜气。调理好身体，以后的奶水也会挺好吧。

王楷明：她有点瘦，但问题不大。

田　原：以前来的时候，脸上的痘痘就是这个样子的么?

女　孩：好像比现在还严重。

王楷明：这次好像轻点了。

女　孩：对，人家都说你脸上痘痘怎么突然没了。

田　原：痘痘长多长时间了?

女　孩：好长时间了，好像从十四五岁开始长的。

王楷明：第一次来的时候满脸都是，特饱满，现在上头这些都瘪了。

田　原：这些痘，和盆腔积液有直接联系吗?

王楷明：下边寒，上面就热。只要调到下头热，上头就好了。营养分布到位了。

女　孩：我现在已经很好了，"播种网"上好多姐妹问我，也都想过来看啊!

田　原：这个姑娘情绪好，恢复起来应该很快。她具体是什么情况?

王楷明：胚胎停育。结了婚以后，不到一个月就怀了小孩，怀了小孩以后，她说是胎儿发育不太好，医院就建议她流产了。流产以后半年，一看，盆腔积液了。这月一查，子宫还稍微小点，4cm×3cm。

积液的问题，还是冷热炎症问题，她以前消炎太厉害，里边寒得成了冰箱了，身体呈现的格局是上热下寒。这是越治越厉害了。还有痛经，来月经的时候肚子难受，又憋又疼。

田　原：满满一脸的疙瘩也是问题。

王楷明：叫我来说都不算毛病，把药症摆对了就好了。她这个积液，我估计再来一次就没有了。我们一般就看3个月，基本上就都会好了，很少说没好的。她是昨天来的月经，这次来就是赶在月经期间特意来喝一些药。月经来的第一天喝药效果最好，昨天就应该喝药，今天刚赶到，才喝上。

田　原：来月经第一天开始吃药，这个思路很有深意。

王　浩：其实是个很简单的道理。你想，来了月经，就顺着月经调理，该走的就都走了。还可以喝点白酒，有好处。像她这个情况，月经来了，给些汤药，子宫里头的那个冷、瘀血，就全都给带出去了，相当于"柔性刮宫"了。

田　原：这个药是什么主方？

王楷明：生化汤。因为她是流产以后造成的毛病，生化汤是产后第一方。经过流产，子宫里边肯定有瘀滞的东西，再加上流了孩儿情绪不好，又受罪。"生化汤"加减必须把那个瘀血清理干净，连带调整好情绪，几乎是一次全拿下。中医临床、临证加减奇妙无穷，太奥妙了。

这个药正好是五天的药，过完这次的周期，就完成治疗了，把握时机做个超声波，看看子宫大小、内膜情况。月经没了以后，休息三天，大概在月经第九天开始吃我们家祖传那个暖子宫的药，一是促进排卵，二是化长久性的盆腔积液，温度起来了，自然就烤干了。

西医用甲硝唑、青霉素，输液，有些问题啊，越消炎越严重。挺见好的这个病，不难，可是很多中医也拿不下来。现在就是太浮躁了，不少大夫经常就是在桌子上压一玻璃板的处方，来了病人以后才找处方。

田　原：我们祝福一下她吧。

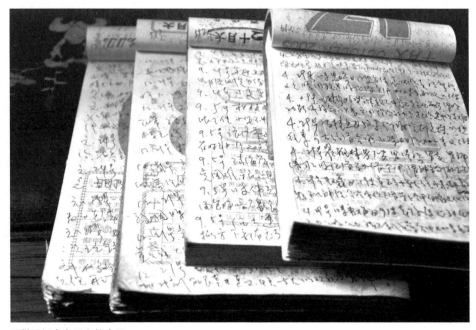

王楷明记在台历上的病历

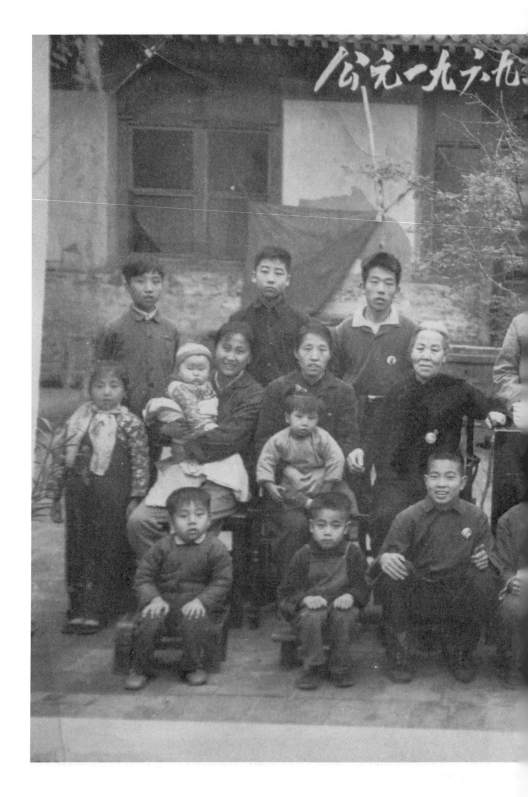

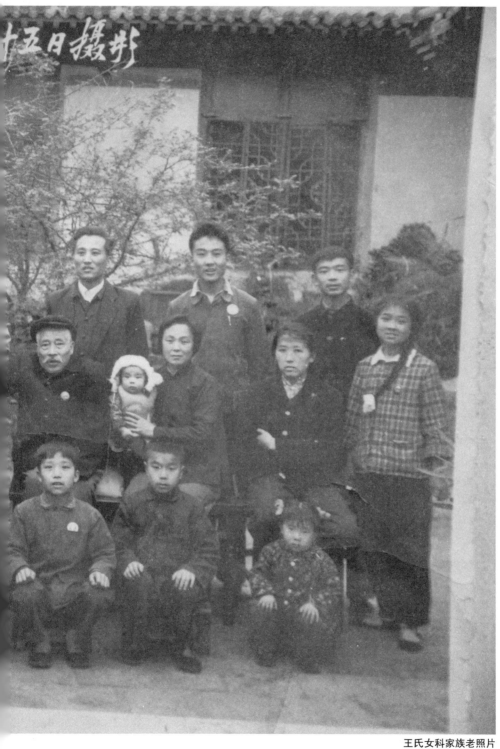

王氏女科家族老照片

下 篇

在五台山，我们看到了出家的女人，叫她们比丘尼。她们遇见比丘僧，一定要礼拜。有人告诉我说，在佛门中，比丘尼的地位是低于比丘僧的，这让我颇感不解，佛家讲众生平等，为何在这上边又分了等级？寺中的僧人跟我们解释个中源由：

佛教中讲，释迦牟尼佛是贤劫第四尊佛，佛灭度后的五百年，被称为"正法时期"，这之后一千年，是"像法时期"，往后一万年，是"末法时期"。我们现在正处于"末法时期"。本来"正法时期"长达一千年，是女众出家使得正法少住世五百年。

女人，身为女人，须得操持家务，须得生儿育女，须得辅佐丈夫，须得伺候公婆，这一切都是女人的份内事。女人出家，障碍也自然多，她先天就是"坤"，就应以厚德为本，要为家庭去付出很多，你付出得不好，道上就是有亏。

这个理解也消解了我心中的好多纠结，可以说给了"怨"一个出路。女人啊，你要管家、管孩子，要工作，容易累，就容易抱怨。实际上，这是我们对于女身、女命还未有更宽阔的领悟。女人就是土地，无私生养万物，这是母性的胸怀。

男女天责不同。那些貌似平等的观点，让很多女人反而身陷于纠结之中，真心苦痛。

有时间，我愿意和七十多岁的妈妈请教，妈妈说，过去啊，家里女人过世，都是给带一头"水牛"，我问为什么？她说，女人一生操持家务，洗衣服做饭用水太多，免不了浪费水资源，死后就要罚她喝脏水，所以要带一头水牛替她喝……

我无语。

12. 女人，就要像个女人一样的活着

田　原：谁解女人，当女人不抱怨了，幸福和平静才能到来。这是天机还是天命啊！

女　孩：今天听到您说的这些道理，我觉得心里面释然了很多。就像大地一样，是的。我一直觉得我在家里面，我要上班，又要洗衣服，又要回来做饭，又要干嘛、干嘛的，都是我做，然后另一半还不说点好听的，还不哄我，我就会抱怨，一抱怨，惹得他也不高兴，自己又懊恼得很。

王楷明：女人啊，能想通这个问题的很少。

田　原：她不知道原本应该是什么样了。这样的女人观，我心里是认同的。但是主流的平等观念，让女人很难心平气和。

大哥昨天总结的四个字非常到位，女人的幸福和健康，来自四个字，"温度、情绪"。温度，我们可以从衣、食、住、行等各方面来考虑。可是情绪呢？女人好多的情绪都是抱怨来的，多数女人的情绪来自于面对的男人。生活中的点滴情绪渐渐地改变了女人原本的性情，实际这个被"改编"的性情，像一个哲学命题，主导了你的一切，必然改变身体状况。

王楷明：诶，女人生下来就是吃苦、吃累的。母亲生下你就是女儿，你就应该做到一个女人该做的事情。

田　原：自古红颜多薄命吗？怨，这些年来成了女人的一种主导性情绪，外面的压力大，家里的压力大，产生了一系列的生理、病理变化。

其实，有的时候女人得不到解脱，就是因为她不明白自己到底应该有什么样的责任，她不清楚，才会抱怨，清楚以后，她就心安理得去做了，不抱怨了。

女　孩：是啊，我想知道答案，可是哪一个是正确的？比如病了，我很害怕去西医院，那里人特别多，等的时间比较长。真正在医生诊疗间里看病的时间特别短。问的时候呢，你问得多了的话，他们就特别不耐烦。有时候他们说一些比较新的名词，自己一下子接受不了，就吓得不行；问多了医生，医生他也很烦躁，回来情绪更乱。

王　浩：她说的这个问题，我天天都碰到。到我门诊来的女孩就说，我喜欢来你这儿，你给我看个病一个小时、半个小时。

她们会说出来一些名词，从别的医生那儿学来的。我知不知道？我知道，但我说，你别说那些个名词，我不懂，我都不懂！你说你懂不懂？你也不懂，我也不懂。我们就是看病，对吧？什么意思？大事化小，小事化了。我们把大病说成小病，小病说成没病，就完了，简单点。

田　原：王浩你秉承了父辈的宽厚，那么理解她们的心。

说话间，燕子在一边飞进飞出，叽叽喳喳地热闹着。王夫人说，小家伙准备过两天要孵蛋了，正垫窝呢，叼回来一根草，又衔颗小石头回来，放在旁边。

王夫人给来诊的女孩熬好了药，老式的瓷碗，一大碗。姑娘双手端起大碗喝中药，那个场景有一种特别的温暖，让人生起一种穿越感，好像回到那个慢慢摇放的岁月……她走了很远的路来到这里，经历过许多曲折，辗转着来到这一方小院，喝到一碗温热的汤药。

午后一点多钟，女孩要去搭乘返程的火车，回去了。

依依不舍地道别，病人不舍，医者也动情。

"王大夫，我下次来是不是还是月经的第一天来呢？谢谢啊！"

这边答道："姑娘，但愿你这次回去就怀上了！"

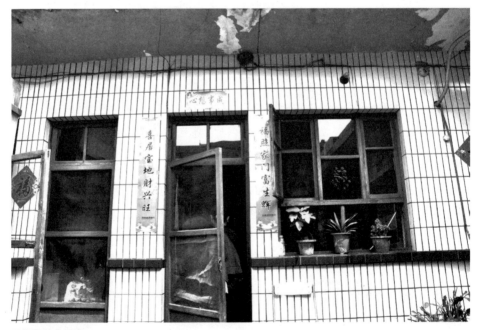

屋檐下的燕子窝

13. 十子方，好孕又补脑的秘方

田 原：听王浩讲"十子方"和紫河车的故事，很精彩啊。王浩也很配合您，做了一回小白鼠。

王楷明：我那个方子堪称"坐胎一绝"。思路就是充实督脉的根基，男人吃了促生精，女人吃了促排卵。而且，我反复强调的子宫外孕问题，也能得到扭转。这个方子我用了有三年了，屡试屡验啊。

田 原：督脉充盈，生命之树常青。这"十子"一定是生发力量强大的植物种子。我好奇的是，为什么就是"十"子方，没用九，没用八和七呢？

王楷明：因为反复实践下来，这十子就管用。传统药方里有一个"五子衍宗丸"，但我感觉临床它的意义不大。效果太慢，太局限，疗效不强。这个方子当时就是治无精子的，实际上它也是壮阳的一个药。

田 原：这里说的无精子，究竟是因为先天发育的不好，还是后天在发育期间受到了伤害，导致的不好？

王楷明：这个比例可以是一半一半。

王 阳：两种情况都存在，但是先天发育不好的，占的毕竟是少数，还是后天发育不良占得多，关键是生存环境，工作压力，吃喝饮食。

王 华：而且这个方子可以补脑子，当然，是补的先天，没生出来的孩子，生出来的就不好补先天了；化水种子汤也有这个效果。这个方子是传男不传女，传媳妇不传小姑子的。

王楷明：化水种子汤它就是补督脉的。从我们家的观点来说，傅青主用这个方子来治羊水过多，羊水过多就把孩子淹死了。其实那个方子的作用远远超过这一点，还治盆腔积液，包括现在西医诊断的一些良性囊肿。当然这个是我们家的临床经验，拿出来跟中医同仁探讨，也不能说是绝对的。

王 阳：我的理解，温暖脾肾的药就是补督脉的。

田 原：中年人，体力开始走下坡路了，可以吃"十子方"保健吗？

王 浩：可不敢！这不是说生不生孩子的问题，进补一定要考虑年纪。

男子说八，女子说七，中年后，男人已经过了六八四十八岁，女人已经过了六七四十二岁了。丈夫六八，阳气衰竭于上，面焦，发鬓斑白；女子六七，三阳脉衰于上，面皆焦，发始白。这种时候要先把阴阳气血调平衡，然后再进补。不要光看到衰老的弱势，你要在他弱势的基础上，先把这个人调平衡。什么意思？小火慢炖，千万不能爆炒！

田　原：还是要认同自然规律，当然病态的督脉空虚另当别论。不过，这样认识督脉，养护督脉倒是一个非常好的思路，临床医生可以开启思路。

14. 用"桂枝汤"验孕，古人的神奇能量！

田　原：王浩，怀孕的脉象如何把握？

王　浩：早期的是两只手都要结合的。我们主要讲的，是一个滑脉，"如盘走珠"。

田　原：三个指头搭上来"听"，左手有三部脉，右手也有三部脉，关键"听"哪几部呢？

王　浩：前边两部，寸口脉和关脉。关脉呢，左手的肝脉和右手的脾脉要结合起来看。再一个，看男孩、女孩，每个人都有自己的经验，我爸（王楷明）就比较注重尺脉跟舌象；三叔（王华）主要注重的是两手的寸口脉；四叔（王楷阳）看两手的六部脉象，再结合超声波。

田　原：您看这个女孩的脉象如何？

王楷明：她右手的脉比较明显，左边的几乎摸不到。时间还早，还不能证明她是有孩儿、没孩儿；这样的滑脉，一个是有感冒也出现，再一个月经快来的时候也出现。现在条件方便了，在这个情况下，我们让她先用验孕试纸试。

田　原：在过去，遇到难断定的时候，还能怎么做？

王楷明：那就要用"桂枝汤"了。桂枝汤是《伤寒论》开篇第一个方子，"桂枝汤治太阳风，芍药甘草姜枣同，解肌发表调营卫，表虚自汗正宜用。"

桂枝汤有什么作用？它主治表虚、外感风寒，原理是解肌发表调营卫，营行脉内，卫行脉外。营卫这个东西，看似是皮肤表面的东西，但其实涉及到阴阳气血的总体局势。桂枝汤是通阳的，可以调整营卫，调整气血。人感冒不就是阴阳不合，里热外寒？这个时候你把它调整平衡了，自然就祛了病。

用来验孕这不是我的经验，是我爸爸的经验。结婚了，42 天，月经还没来，病人稍微有点恶心，号脉的时候，基本上能看出点滑象，可是还不能确定，就可以用桂枝汤一试——要是有孩儿，她的脉就变了，月经也来不了；如果没有孩儿，她的脉就不变，正常的月经就来了。

田　原：用桂枝汤验孕！

王楷明：这是上世纪 70 年代的事情。可不要光看书上桂枝汤用于解肌发表调营卫，我爸爸还用它来调月经。

王　浩：子宫也有自己的营卫，所有的脏器都有自己的营卫。每一个脏器单独看，它是一个宇宙，我们常说一个人是一个宇宙，其实每一个脏器它也有自己的宇宙。桂枝汤调营卫，其实就是在调整体的阴阳和气血，正气存内，邪不可干，桂枝汤就帮助孩子去找地方站稳脚跟，如果你这个东西根本就不对，是邪气，桂枝汤就把你打发走了。这就是我爷爷当年用桂枝汤的意思。

田　原：精彩！在这个关键时刻，父亲用药的火候一定拿捏得很精准。

王　浩：对，就三两副，不能多。

田　原：有加减吗？

王　浩：要是搭脉的时候感觉这个孩子怕冷，阳虚，他会给放一点姜炭。第一，姜炭这味药可以给你增加温度；第二，假如说万一真要是流产，还可以加剧子宫的收缩，帮你控制子宫的出血。

田　原：有温度，有力量。

王　浩：诶，这方子特别好。还有瘀血特别重的情况，比如这位女士来了一伸舌头，发青、有斑点，就放一点益母草。但是，加减的药物剂量都不能重了。

15. 把脉真的可以把出男胎女胎？

田　原：很多怀孕的女孩喜欢看一类书：怀孕 40 周指导。这里边有一幅幅的精美图片，能看到小胎儿每一周的成长模样，像同步直播，神秘而新鲜。

王　浩：怀孕是怎样一个神秘的过程呢？现代医学给出了清晰的影像，但其实我们古老的《竹林女科证治》，甚至老早以前的妇科上就提到了。人怀孕以后："一月始胚，二月始膏，三月始胞，四月形体成，五月能动，六月筋骨立，七月毛发生，八月脏腑具，九月谷气入胃，十月诸神备，日满即产矣。"每个月侧重长哪一方面，都是有顺序的，和现在西医学上做超声波看到的，第一个月长什么、第二个月长什么，完全一样……

这里边所说的几月、几月，指的是月经龄。怀孕通常来说有两个龄，一个月经龄、一个受精龄。月经龄就是按末次月经的第一天开始算，受精龄是按排卵、受精的那一天，同房的那一天开始算。按月经龄来算，怀孕到足月是 37 周，按受精龄的话，是 35 周。

王楷明：超声波，现在四五个月能看到胎儿性别，我们家传下来的经验是 45 天，一把脉，就能看出来是男孩女孩，准确率很高。有些人家做超声波看是女孩，我们号脉是男孩，生下就是男孩。中医的号脉，和民间流传下来的口诀配合起来，相当不得了。这号脉就是功夫啊，男孩还是女孩，有脉追踪着呢，这脉它就变不了。超声波有时还要受到小孩体位的影响，有一些小孩在宫腔里，有时候夹着腿，或者他有时候屁股朝前，或者胎位不正，超声波看不到，这很正常。等到能看清的时候，结果倒应该是变不了的。

田　原：只能说中医的理论太超前了。

王楷明：我再告诉你一个经验啊！我在号脉的时候，如果她在排卵期，能号出她是左面还是右面在排卵。还有最主要的一点，从我们的经验来说，左面排卵生的是姑娘，右面排卵生的是小子。所以关于排卵，我一直考虑是男左女右，结果不是那个道理，正好相反。不一定正确，只是感觉和体会。

田　原：有没有深入思考，为什么右边是男孩，左边是女孩呢？

王楷明：这个问题就得讲究点科学了，要结合"五运六气"和《周易》里面的理论，囊括天时、地利、人和这三因，再一个就是那年的属相。今天你让我说出个中道理，我说不出来，但是我的脑子里有一种感觉。

田　原：自然造化，生命复杂。我觉得人法天啊，还是要遵循天命，否则还是那句话呀，人算不如天算。如果有一天有人高价请你把脉，求男孩，你们怎么办？

王楷明：怎么办？坚决不办！违背天道的事情我们不会做。我觉得，人的根就在命门，肾为先天之本这个理论包括不了命门。肾脏的好坏，包括肾脏的功能，只是决定每个人的身体状况、健康不健康，它不决定你生男还是生女。

田　原：不过这个角度来探究生命与中医理论很有意思，真正的"传承"是命门。现在大家一说养生就补肾，肾阴虚、肾阳虚，这个观念有问题。

王楷明：实际上就是忽略了命门，命门才是管理生殖的。

人的生命，不管到任何年龄，命门火要是没有了，就完了，不在于肾脏的大小。脉象上就会出现无根脉，没底气了。怀孕怀不上的女人，有不少人就是命门火太弱，而且，这部分人的脾气相当不好，情绪和身体相互影响。

田　原：如此说来，生命的养育，命门火衰才是问题的关键。而这个火，和我们之前探讨的"凉"紧密相关。

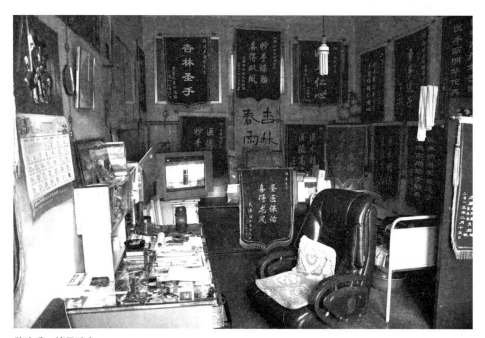

歇诊后，椅子独白

16. 为什么真的变假的，有了变没了？

田　原：我们再聊一个话题，临床中假妊娠多不多？

王　浩：太多了，田老师！

田　原：为什么？

王　浩：原因太复杂了，精子质量不行，子宫自身的能量有问题。其实这就是胚胎停育的基础，生化妊娠是身体在更早期发起的"淘汰"行动，5周以前，受精卵根本没能等到种下、发育，就被流产排出了，胚胎停育是受精卵着床了，长出妊娠囊了，但长不出胎心、胎芽。

正常的情况下，在早孕以后 42～45 天，我们在这里指的是"月经龄"，应该出现胎心和胎芽。有的女同志，过了 45 天，直接一上超声波，别说胎心、胎芽，原始的心管搏动压根就没有，妊娠囊就一个空壳。现代医学上就管发生在孕 12 周之前的停育称为"胎停育"。

这个妊娠囊如果能够自己掉出来，就都算是子宫功能好的了。如果子宫环境不好，停止发育，胚胎在子宫内膜里待的时间过长，没得到处理，就会成为死胎，成为异物，这个时候就开始祸害子宫了，出血，反复地出血，这是因为母体的血液凝固功能受损，发生了溶血反应，引起大出血，这叫什么？叫"稽留流产"。子宫想借着自身能力排出来，但是已经排不出来了。如果死胎留在子宫内太久没有处理，会对母体产生不利的影响。通常胎死腹中的时间超过四个星期以上，孕妇就会出现血液凝固功能受损的并发症。

田　原：实际上它仍然还是个机体的自保，想要把异物祛除？

王　浩：初衷是这样，但它也排不出来了。这个时候该做什么处置了？刮宫！好，我们又面对刮宫的选择了，无痛还是有痛？

田　原：选择无痛吧，问题的关键是：怎么能防备？弄一空壳的孩子，排不出去，大出血，然后还要刮宫，再引起恶性循环……

王　浩：我做了一个统计，会遭遇胎停育的患者，十对夫妻有七对，一日三餐都在外面吃，这是第一点；第二点，住的是新房，刚装修的，化学物质残留，对精子的杀伤力非常大。第三点，男的一般都是长期坐办公室，正处于事业生涯的上升阶段，领导让喝半杯，他就不敢喝一点儿，领导让喝一杯，他就不敢喝半杯，都是这种人。

还有一个更重要的原因——女孩多次的流产经历。结婚以前，交了一个男朋友，最后分手了，结婚时嫁了现在的老公，她之前流产过好多次，结果这次怀孕发生了胎停育。

如果说胎停育的原因有一万种，现代医学能发现的原因不过一百种，解释不清楚。但中医可以解释你自身的问题——肾、命门主生殖，男女双方都存在"命门火虚"的状况。把督脉充实起来，把肾调好，什么都解决了。

去年冬天，记得是 12 月份，我给您写过一封信，就是说胎停育的问题。您可知道，我给您写这封信的时候，那天早晨我一连看了 8 个胎停育的病人！我当时就处于一种比较急躁的状态，好像成了鲁迅先生，奋笔疾书，我一定要写下来！我那天一共看了 16 个病人，一半都是胎停育，8 个啊！这个社会在发展，我们多少年前能知道胎停育是什么东西吗？

田　原：督脉空了，子宫内环境不好，自己能多加留意吗？

王　浩：能，从白带和月经上能看出来，很多病人跟我描述，白带像稀水一样、凉水一样，流出来的白带她都觉得凉。但是有一个特点，她怀孩子好怀，容易怀上。这证明什么问题？男人的精子质量太重要了，质量好，就算在这种贫瘠的土地上，种子也能活下来，但环境不行，活到一定程度终究还是不行的。

去年冬天，有一个搞针灸的大夫，他的另一半今年三十四五岁，已经连续三次遭遇了胎停育，每到怀孕五六个月时，小孩自己就死在了肚子里头，只能做引产，连续三次了。这个病人来的时候，一看就是很典型的虚证。从她刚一开始跟我说话，包括号脉，都有虚弱的感觉。还表现在什么方面呢？平时白带少，性欲冷漠，月经量也少，手脚冰凉。男士自己去做精液常规检查，是没有问题的。

田　原：我们在《子宫1》中谈过一个话题，怀孕早期三个月，是母亲在养胎儿，过了三个月以后，反过来了，孩子开始反哺大人。到了六个月还发生停育，也许是母亲的身体真的很弱。

王　浩：可以这么理解。母子之间的互动没有了。我从去年冬天开始给她看，那时她刚引产完，来到我们这里从产后保养、到备孕、到怀上、到生产，总共坚持了九个多月，现在已经生了个男孩，非常健康。

17. 黄金七天，抢救胎儿大作战

田　原：真的想不出遭遇胎停育女人的痛苦，我们还能为她们做点什么？

王楷明：胎停育这个问题现在太猖狂、太泛滥了，可以说泛滥成灾，发病率能达到 30% 左右。就好比我们上一本书谈的，"我的孩子还在不在了？"现在是怎么样？小孩好好的就死了，没有什么迹象，突然就停育了。

最近老三王华那边有比较大的突破，在 45 ～ 52 天的时候治疗。先做超声波，一看没有胎心，也没有胎芽，只有妊娠囊，马上抓紧时机拯救孩子。

田　原：妊娠囊在一个生命的生长历程中，是什么概念？

王　浩：受精卵，进入到子宫的宫腔里，要着床，相当于把庄稼的种子给埋进土里，埋进去了，还要培土，用土把种子给盖好啊，"人种"也要培土。

怎么培呢？子宫内膜会发生"蜕膜"变化，原来的内膜先增厚，分化成一种新的组织，把这个种子给包裹起来，形成一个小的封闭环境，这就形成了所谓的"妊娠囊"。古人说的"一月始胚"，妊娠囊就是那个"胚"，但还不算胎，发育到 5 周左右，去照超声波，正常的能看到这个囊里面包着胎芽和胎心。

田　原：相当于给正在成长的受精卵一个保护壳，小鸟的巢穴。很美。

王　浩：对，一个巢穴。其实老祖宗在五千年前说的，就和现在超声波学上观察到的一模一样了。

王楷明：现在有的女孩子，照超声波的时候，只有外面那个皮囊，里面没有东西，空的。这时候赶紧吃药，两副药到三副药。我父亲那一代的经验来说，出了血的就保住了，不出血的就保不住了。现在的新突破是，不出血的再接着用我们家传的药，也有可能发挥作用。

时代不一样，那个时候没有超声波，在时机的观察和把握上有差距。我们在临床上就发现，第 45 ～ 52 天，是最关键的 7 天，这是通过无数病人累计出来的。当然，不排除人家月经推后的，比如有的女生五十多天、六十多天来一次月经，生理性的长周期。

胎停育往往在事情发生过后才得到发现，这就贻误了抢救胎儿的最佳时机。大多数人，是在 50 ～ 60 天的时候，阴道有出血了，到医院检查，才得知胎儿已经停止了发育，接下来就要刮宫处理了。其实，我们在上一本书里就特别讲了，孕吐的消失是个关键指标，如果在早孕里妊娠反应很轻，或者由强转弱，就应该警惕了。

这两年我们家的临床突破，就是发现这关键的"生死7天"，那是黄金阶段，孩子挣扎在生死的边缘上了，我们能拉过来的就拉过来了，要过了这个"黄金期"，就很难逆转局势了。怎么拉呢？及时给孩子一些扶助，同时在饮食上要注意，少吃水果，适当的还得用点保胎药，普通的保胎药就行。

我们家的保胎方法，是用祖传的一个方子，急救胎心！再加上也是"国家级非物质文化遗产"的一个名药，定坤丹。方子吃三副，一副吃三次，总共吃四天半，刚好是五天。同时连吃五天的"定坤丹"，打五天的"黄体酮"，每天20毫克，让胎心和胎芽顺利长出来。第7天去做超声波，能"翻盘"的就救回来了。关键在时机、配伍和剂量上。效果非常好，救了好多人，疗效也有80%以上，生下的孩子还相当聪明。当然这些都是我们家自己的经验和看法，讲出来一起探讨。

田　　原：定坤丹，一听就是要把女人的大地给稳定下来，好生养种子的。

王　　浩：对，"坤"指女子，"定坤"，意在让女子的子宫得到安宁，为胎儿的成长辟一个风平浪静的港湾。这个方子由清朝《竹林女科证治》书中的补经汤方加减而成，是很不得了的一个经典名方，补血、养血、调经。

田　　原："国家级非物质文化遗产"，好像山西就三家，龟龄集、定坤丹，还有咱们道虎壁王氏女科。这个定坤丹是女性的保护神，除了这些关键时候，平时可用吗？

王　　浩：用到定坤丹的地方太多了，功能性子宫出血可以用，月经不调可以用，月经提前、错后可以用，保胎还可以用，早期能用，中期、晚期还能用。它尤其适用于身体虚弱，气血瘀滞的女子。

更年期妇女，开始出现潮热、出汗、睡不着觉这些症状，如果是由于先天性肾虚，本身体质不好的，也可以常吃点定坤丹，能提高体内的雌激素水平，增强抵抗力，泰然度过身体的转折期。

但如果是本来月经非常正常，突然一下没了，这样出现的燥热和出汗，可不敢吃这个方子，吃上以后火上浇油了。

王　　华：超声波看到没有胎心、胎芽的情况，里头还有一个治不了的问题：空囊。就像枣子没有枣核，这不是人为能治的。这是个更应该思考的问题，非常重要，和我们平时的生活条件有关系。"空囊"的这个病，要比胎停育少一点，但比胎停育要难治。

田　原：空壳子啊，没有了种子怎么治？

18. 让这类自然发生的事，尽可能保持自然

田　原：有没有思考过，为什么胎停育成了灾难？女人的子宫怎么了？

王楷明：造成胎停育，或者是没胎心、没胎芽的情况，实际上一共就三条道理。

第一个道理，最起码的一个，就是子宫的温度不行，宫寒。

再一个是瘀血，瘀血其实跟温度也有关系，寒则凝滞嘛。我们先前说的，胎停育的时候先吃两副药，要是见了血，就能保住胎儿了，发挥的就是活血化瘀的保胎作用。

再一个就是子宫本身有着器质性的毛病，比如说纵隔子宫、畸形子宫、双角子宫，但这一条我们这边接诊得比较少。

最近就看了一个病人，两个子宫，结婚十年了，原来左边的这个子宫是3.7cm×3.5cm，右面的这个子宫是 4.0cm×3.2cm。有了孩子了，怀在左面的子宫里，还是个双胞胎。我说还是先做超声波看看，一看，发现两个孩儿全都没有胎心、胎芽。妇产科的大夫说，你这两个孩儿只能留一个，因为子宫太小。这两个小孩子，一个在子宫最深的地方，2.8cm×3cm，是小的，那个大的，是3cm×4cm。医院大夫的意思就是把小的处理掉，要不然怕那大的也怀不成。当时我就疑问病人：处理了小的以后，大的就肯定能生存下来？这是个问题。因为大的胚胎就在宫颈上，小的在上头，要是弄掉小的那个，他在往下排的时候，很有可能会冲了大的，那这个大的是不是还能保住？我就这么说的，让病人再问问医院的妇产科大夫。大夫说这个他们不能保证，最后又来找我了。我说这样吧，你听我的话，一个也不要处理，就叫他继续长。给她开了一个月的药，就是我们家传专门保胎的那个合剂。三个月了，现在两个小孩都挺好的，我们帮忙继续保，究竟最后能不能成功，还得再看。

王　华：有的人就是这样，怀了双胞胎，她自己能掉一个，另外一个孩儿还能保住。

田　原：像这种双子宫，又怀了双胞胎，而且是怀在比较小的子宫里的情况，医院会认为，必须处理掉一个生存几率小的胎儿，把更多的空间和营养留给强壮的胎儿。但是你们不赞成。不赞成这样做的原因，我觉得是"王氏女科"的整体思路和指导思想给了女人支持——不管什么情况，都要最大限度地保护子宫，维护它的自然生态，尽量保胎，不轻易做人为的介入和干预，最后就算一个孩子都没了，也是这个生态环境优胜劣汰的结果，只要子宫是健康的，留下那个孩子生存几率也会很大。

王楷明：对，宁可让她自己掉，不要通过人工干预处理掉。

田　原：双胞胎之间，有一种身心上的呼应，在胎儿的时候就相依相伴了，人工干预，牵一发动全身。

19. 胎儿最先长的是督脉

王　浩：高科技发展很快，现在我们能看到胎儿每一个月，甚至每一周的模样了，这个次序和咱们古人的经验基本上一一印证了。

《竹林女科证治》里边有记载，怀孕的月份，五脏六腑轮流管事——一、三、五、七、九，肝、心胞、脾、肺、肾；二、四、六、八、十，胆、三焦、胃、大肠、膀胱。在我们家的经验来说，最初的最初，孩子要先长督脉，就是我们后背的脊髓。现代医学研究也证实了这一点，胚胎在第4周时，脊椎初步形成，相关的脑组织、脊髓及神经系统，开始显露形状。

田　原：督脉是我们身体的大树干。

王楷明：督脉必须得充实，充实了督脉以后才能有胎心。督脉要是不行的话，这个小孩的发育就中断了。督脉的循行，起始于小腹部，即骨盆的中央，在女子入内联系阴部的"廷孔"，即尿道口外端，由此分出一络脉，分布外阴部，会合于会阴，绕向肛门之后，分支绕臀部到足少阳胆经，与足太阳膀胱经的分支相合。足少阴经从股内后缘上行，贯通脊柱而连属肾脏。督脉又与足太阳经起于目内眦，上行至额，交会于巅顶，入络于脑；又退出下项，循行肩胛内侧，挟脊柱抵达腰中，入循脊里络于肾脏。

在男子，则循阴茎，下至会阴部，与女子相同。督脉另一支从小腹直上，穿过肚脐中央，向上通过心脏，入于喉咙，上至下颌部环绕唇口，向上联络两目之下的中央。督脉循身之背，入络于脑。如果督脉脉气失调，就会出现"实则脊强，虚则头重"的病证，这都是督脉经络之气受阻，清阳之气不能上升之故。

由于总督一身之阳气，络一身之阴气，不仅发生腰脊强痛，而且也能"大人癫疾、小儿惊痫"。同时，督脉的别络由小腹上行，如脉气失调，也能发生从小腹气上冲心的冲疝，以及癃闭、痔疾、遗尿、女子不育等证。

督脉、冲脉、任脉、带脉，这四条脉非常重要，冲、任、带脉其实就相当于现代医学说的，子宫上的三条韧带。我就琢磨，现在中医看病，不管男人、女人，都不说这四大脉了，看男人也不说命门，也不说督脉，只说肾主生殖。比方说一个小孩，45天的时候没有胎心，实际上他的督脉是空的，看命门的脉象就知道了。要说肾为先天之本，那督脉就是先天的先天，肾脏它决定不了督脉的虚实。

王　浩：怀着孩子的时候，你可别以为光子宫在努力，第一个月是肝经在主持大局，到了第三个月就交接给心了，哪一个怀孕的月份哪一经在值班，哪一经在做什么，这里边有着天成的安排，秩序井然。十月养胎的门道那么多，也是有理可据的。

20. 胎儿会养母亲的脾

田　原：的确有很多女孩子生育孩子后，身体反倒健康了许多。于是民间就有了很多说法。其实中医就会有一个很好的解释。

王　浩：有的女人在生孩子之前有子宫出血的情况，生完孩子以后好了，再也没有出现过。什么原因？母病及子，子病及母，是孩子养了她。

怀孕一超过三个月，这个孩子在你肚子里就相当于一味药，什么药？一味炒白术！他就给你健脾了！不要以为母亲单方面怀胎，母亲是伟大的，胎儿也在奉献，他反过来在养你！为什么有的女人生孩子之前面黄肌瘦，脸是蜡黄的，生完孩子之后，粉扑扑的，真漂亮！为什么？孩子养了你啊！

田　原：上次我们谈到过，三个月以后，胎儿反过来对妈妈有补助的作用，但炒白术这个比喻我倒是第一次听到，为什么说他是一味炒白术呢？

王　浩：白术甘温，健脾强胃，止泻除湿，兼去痰痞。这是《药性歌括四百味》中的概括。白术甘温，主要是健脾，健了脾就强了胃。止泻除湿，它能治拉肚子。

我们王氏妇科有一个传下来的方子，专治孕期拉肚子，拉稀。这"稀"和"稀"之间还不一样，有的拉一堆，有的拉水，和小便差不多，要分辨。除湿，是除身体内的湿气。兼去痰痞，一个痰、一个痞，又是两个病了。

我爷爷曾经告诉我父亲和我几个叔叔，他们转述给我，因为我两岁的时候爷爷就去世了，说咱们家保胎，画龙点睛的有两味药：一个是白术，一个是菟丝子。但白术我们很少生用，要经过加工，要炒制，比如说土炒，还分炒的程度，炒黄还是炒黑，这个要搞清楚情况，什么情况下要炒黄，什么情况下要炒黑？这个方子它脱胎于《医学衷中参西录》里面的"寿胎丸"，张锡纯的方子，就五味药，巴戟天、菟丝子、桑寄生、川续断、阿胶珠。现在来说，所有学过中医的人都应该知道它，但是单凭寿胎丸并不完全能保胎，有些孩子你用寿胎丸来保解决不了问题，里面要加东西。

比如说怀上小孩老是肚子疼，这样的人还挺多，实际上就是冷的原因，还是源于内寒。这就要用到我们传家的拿手招数了，加点黑姜炭，把姜炒黑，放到里边。

田　原：黑姜炭是咱们的妙计。阿胶为何强调要用珠？

王楷明：因为怀上孩子以后，大部分人有恶心呕吐，用阿胶太滋腻，特别是脾胃不好的人，很难顺利消化吸收，反而加重呕吐，阿胶珠是用蛤粉炒制过的，蛤粉是贝壳经过煅制后研碎的灰白色粉末，味咸、寒，能清热、利湿、化痰软坚，烫制以后的阿胶，酥脆好消化，就不会吐了。

田　原：孩子是珍贵的一味炒白术！真想让更多母亲知道，孩子对你更重要。我想啊，从文化或者生命本体来理解一下，当一个女人开始孕育新的生命，就是启动了缔造生命的神秘工程，一切力量都在为此努力，破除陈旧，创造新生，所以，那份怀孕与生产的辛苦自有回报。

21. 闻之色变的妊娠高血压

田　原：妊娠高血压，这个问题也不鲜见，在临床你们的认识又是怎样的呢？

王　华：妊娠高血压是怀孕中不容忽视的。为什么会有高血压？最主要与羊水有关系。羊水不能正常地代谢，排不掉。还有一点，就是营养程度的问题。

田　原：父辈和爷爷那一代，也多见妊娠高血压？

王　华：以前的妊娠高血压不叫妊娠高血压，叫"子痫"，得子痫的高血压和不得子痫的高血压是不同的两人症状。有的血压高是因为阴气太重引起的，要用温阳利水的办法。另外一种就是属于阴虚阳亢，千万不敢一概降压，降压就不对了。

田　原：李可老中医在面对高血压的时候，也强调是三阴寒邪太重，窃据了清阳之位，血液不能到达四肢末梢，身体需要自我保护的升高血压。

王　华：这个里面有热的，也有寒的。火热也会得高血压，寒凉了也会得高血压，得把这个弄清楚。一般高血压是一个人独自承受，妊娠高血压是两个人的负担，这样的人养出来的孩子要注意，有脑瘫、畸形的可能性。

王楷明：还有一个问题，降压要利水，怎么利水？

田　原：羊水也是水，利水有危险。

王楷明：诶，这就是水平了，关键是利水方的多种类型。最好是用橘皮，淡渗利水。这个需要临床认真辨证，马虎不得！

田　原：所以如何预防妊娠高血压才是重要的。

王楷明：怀上孩儿，不能乱吃，特别是生冷水果，营养不能过剩了。

田　原：看来今天的谈话不能解决太多孕妇的问题，我们需要更多的机缘，和女孩子面对面。教会她们更多的孕育文化，免受更多的苦痛，孕育更加健康的下一代。

22. 母子的健康，在医院就被注定了

田　原：还有产后的护理，回忆一下，我的那个时候，老一辈给了我一整套的产后规矩。虽然没有喝过生化汤，也没有给身体留下任何隐患。今天，没有了外婆、奶奶那些鸡汤的滋润，防风的护理，现代的我们还能教给孩子什么呢？

王楷明：产后的护理，就一句话，万变不离其宗，生化汤。大部分关于气血的病，都用生化汤，原方或加减。这个方子讲究最佳的使用时间，如果是顺产，孩子一生下来，这边生化汤就要跟上了，一步都不能落。如果是剖腹产，等排气，排气以后赶快把生化汤喝上。只要一排气能吃东西，第一时间喝上生化汤，促子宫收缩，排恶露，促生乳汁。

田　原：要吃几天？

王楷明：顶多三副药，但必须是我们王氏妇科的生化汤，和街上卖的生化汤绝对不一样。

田　原：差别在哪儿呢？

王楷明：生化汤就五味药，在我们家的基础上增加成七味药，我在这个基础上是十味药，根据情况再加减。

田　原：如果不经过辨证，能否给大家提供一个平安方？

王楷明：那就奉献一下，用七味生化汤。当归川芎黑姜炭，红花桃仁益母草。在原来的基础上加了红花和益母草。

王　浩：这个方子对于剖腹产，尤其有一个功不可没的地方。

剖腹产，我们把腹腔打开以后，再要把子宫打开，那么这个时候子宫成了两个半分体，把它缝合了以后，它实质还是个半分体，里边内膜的绒毛在生产前是平整的，剖了以后再缝合就形成了一种瘢痕，往往就在这种瘢痕上边，女人容易出问题，比如长肌瘤什么的。在此我们也要提醒剖腹产的女士们，生完孩子以后要预防子宫肌瘤。

生化汤可以帮助子宫迅速地恢复。一般剖腹产完了以后要换药，要消炎，要输液……其实什么都不要用，就咱们的生化汤最管用了。

王楷明：这个方子的精妙之处，在于剂量配比，在这里可以公开给大家：当归18g、川芎12g、黑姜炭6g、红花5g、桃仁6g、益母草12g、炙甘草5g。用什么做药引子呢？有童便用童便，没有童便用红糖做引。

王　浩：说起童便，童子尿，我儿子满一个月以内，我至少喝了他六泡尿！就是我手上拿的这个杯子，接半杯就喝，什么怪味道都没有。童子尿是滋阴的，而且能接骨疗伤，当消炎药来用最好了，跌打肿痛，摔断腿什么的，喝一碗童子尿。

王楷明：它是凉性的，一个清凉，一个带淡味。我们的眼睛结膜出血，抹一点就好了。一般周岁以下的小孩子，六个月以下的童子尿最好。当然，必须是男孩。其实生化汤的作用特别广泛，调月经非常好，有一种类型的痛经，月经来了以后又拉肚子，又恶心、又呕吐，这属于肠胃性的痛经，有风有冷，就用风冷生化汤，它对子宫的温度相当好，同时保护肠胃，还能治痛经。

用到男人身上还能治慢性结肠炎。另外，还治五更泻，脾肾阳虚的五更泻。

田　原：男人的慢性结肠炎……生化汤的贡献太大了。多谢你们的无私奉献。

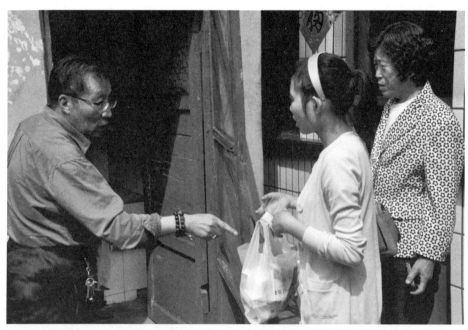

每次病人抓完药，王楷明还要反复叮嘱

23. 通乳之前，先看大便什么样

田　原：产后少奶的妈妈也多了起来，有些小妈妈干脆就放弃了。我想想就替她们着急，她们真不知道应该怎么办呀。有些妈妈干脆就认了，也不想办法了，就给孩子奶粉算了，随之而来的是，自己的奶水彻底没了。

王楷明：大城市里的人，这样的情况比较多吧。

王　华：一是因为生孩儿太轻易选择剖腹产，这个是错得太大了！

我们之前就谈到这个事情了，剖腹产的人，把任脉切断了是一方面；另一方面，为了防止伤口感染，医院要给你用消炎药。消炎药是什么性质的呢？它是凉药，寒性的药。再一个就是怕长不好伤口，怕大便不通，就让产妇吃生冷的水果，吃往下滑的东西，把气给往下带跑了。所以，剖腹产以后，乳汁偏少的人很多。

王　浩：而且下奶有个关键时机，产后 24 ～ 48 小时，不管有奶没奶，有多疼，都要让孩子喂！很多人不知道，婴儿这种反复刺激，对母体来说是一个很神奇的健康过程，刺激乳房的时候也刺激了子宫的收缩，既能排瘀血，又能下奶。

王　华：乳房在动的时候，子宫也在动，它们都在足厥阴肝经上。

田　原：这个方法是古代一直有的。其实是一个自然规律，一种本能。

王　华：是应该想到的。大城市的人，胡乱保养自己，把孩子放旁边了，喂奶粉什么的……这就错了，这个时间给耽误过去了。还有一个，是先天性的没有奶，先天无乳，这是基因问题，虽然不多，但临床上倒也常见。

田　原：我还是想给大家讨个方子。传统下奶的方子。

王楷明：产后下奶，从大的方面来说有两个主方，要看饮食的情况，这是我们家传的经验。想吃不想吃，这是一个问题，再一个就是饿不饿的问题。生了孩子以后，没有奶，又不想吃饭，根本就不觉得饿，这种情况不能下奶，必须先叫她想吃饭。如果说她不想吃饭，但是觉得饿了，一吃就饱，吃两口就饱了，又是另一个方子解决的问题。

王　华：传统讲究产后三审，一审大便通不通，二审乳汁有没有，三审肚子疼不疼。这三审。要是肚子疼，有瘀块，你给她随便下奶，那就不对了。

田　原：是说肚子里有瘀血块？

王　华：对，那种情况要先吃生化汤，生化汤本身就有这个化瘀、生新血、生奶的功效。现在普遍不都是剖腹产吗？肯定一伤气，二伤血，除了这两点，如果没有特别的毛病，大便挺好，口也不渴，就是没奶，可以给她炖些汤水下奶。

我的大儿媳妇是浙江人。南方人和我们北方这儿的下奶汤不一样，南方下奶用鲫鱼汤，我们北方人就要用猪蹄汤。

田　原：两种汤的区别是什么？

王　华：它是南北的一个天然差别。

南边人的脾胃，对鲫鱼汤的吸收非常好，我们北方人脾胃的功能天生就要差一些，所以，我们北方人多半喝的就是小米汤、猪蹄汤。这就是因时、因地、因人制宜，三因。

田　原：刚才还说到一审大便通不通，在产妇中有一个说法，"十个新产妇，九个有便秘，八个长痔疮"。说明排大便是个常见难题。

王　华：产后正常来讲一般是要大便干燥些的，但是在审这个大便干燥的时候呢，必须有一个标准，究竟干到什么程度才算是"干"？

如果她想大便，便不下来，这个就可以认为是大便干；如果她几天不大便，但是没有大便的意思，你还确定不了她是干还是不干。如果她大便下来了，干得跟球球似的，这个算是大便干，要是成条条类的，还不算干。

为什么这么分呢？有的人就是生产完以后，由于体质亏虚，吃进去的营养要充分的利用，就要让肠道充分地吸收，她大便干一点是正常的，不要认为只要干燥就是个问题，这里面还是要分个别的体质状况。

田　原：如果是大便不下，在几天范围内算是正常的？

王　华：一到三天没有大便，但是不想拉，这个就不能完全认为她是大便干燥，这个意思是不一样的，大便的形状必须得描述。这个就是当医生的，你必须要懂得问。在没有奶的情况下，尤其要先问大便。口渴不渴？大便干不干？这是两个最要紧的问题。如果大便是稀的，这个人的奶，少的几率就大。当然，大便稀也有奶多的人，那是特殊情况。

总之，大便稀的时候，是不能随便下奶的，一下奶，她就没有奶啦。

通大便的承气汤那是绝对不能用的！因为她刚经历生产已经是经血亏损，体质大虚，如果出现阳明证的时候，三个承气汤都不能用，一用就坏了。

田　原：把奶给通没了，后门儿不紧的话，奶都跑掉了。

王　华：对，从下面跑的话，上面就没有啦！你这个悟性太高啦！（笑）

田　原：如果大便不算干，一般来说，有没有一个普适的下奶方？

王　华：可以给大家提供一个平安方——

党参 30g、黄芪 30g、当归 50g、麦冬 15g、桔梗 5g、木通 4g、黑芝麻 12g、王不留行 12g、六路通 12g、炮山甲 4g，丝瓜络 12g。

三剂，用红糖一勺，九枚核桃作药引，药喝完后把核桃吃完。

这其中有关键的五味药，当归、黄芪、王不留行，木通（通草）和炮山甲。

但是这个下奶方，必须要排除我们刚才说的这些情况，大便太干、或太稀，都不宜用。另外还要结合脉象！所以这个方，也不是绝对的平安，要重点强调辨证，万不可乱用！

田　原：只是一个基本方，需要严格辨证！请读者一定作为参考，请中医师谨慎使用！

24. 新产妇女有三病：病痉、郁冒、大便难

田　原：咱们老在谈女人病，其实多数还是情绪的导引。

王楷明：对呀。一般女人生了小孩以后，爱生气，她感觉到自己很委屈，就愿意哭，这个就叫作亡血、发汗、易激动。

王　华：为什么容易激动呢？现在生活好些了，至少还能看电视，好像有了精神寄托。以前的人有了小孩，就在家里圈起来了，不让往外头跑的，并且有的还挡个门帘，怕中风。这种情况下，本身亡血、发汗这两个问题，就可以导致人的情绪不稳定。

因为亡血，人就阴虚了，阴虚阳亢，阳亢的时候，人就容易激动。当然，那个阳亢，不是真的阳亢，而是虚阳外越，如果按照阳亢去治疗，用下火的药，就把病人治疗坏了。

田　原：这会儿应该是气机壅塞，不流畅。

王　华：她开了肚子啦，水分都跑了。

这个在中医里叫做什么呢？一出现这种津液亏损的情况，就是张仲景说的"病痉"。痉是什么意思？就是抽搐。

汗、吐、下用得不适当，造成亡血、亡津液的时候，手脚就要拘挛，人就该抽了，抽就是很重的毛病了，最好是不要碰上那个病，非常麻烦。

王楷明：她生产的时候用劲儿过度，比如说她不是剖腹产，是自己生，产程比较长，用劲儿用得太猛了，耗气伤血了，最后就是不想吃饭，可是有饥饿的感觉。当然，这里头还有一个就是我们刚才说的，根本不觉得饿，饭摆在那儿，连看都不想看。

田　原：这是什么情况呢？

王楷明：这个就与身体有关系了。产后病的方子太多了，因为各式各样的毛病太多了。

从大的方面来讲，《金匮要略》上就说到，新产妇人有三病，一者病痉，二者郁冒，三者大便难。

郁冒，是因为亡血以后，要有冒症的，冒症其中含有一个感冒的意思。三者大便难，这三种病在临床上非常重要。

刚开始我们兄弟学的就是《金匮要略》、《伤寒论》和《黄帝内经》。张仲景《伤寒论》六经的总纲是什么？一条条要写出来的。

王　华：我父亲当时不要求我们背下来，但是"六经总纲"必须知道。

王楷明：每个中医，都必须知道《伤寒论》、《金匮要略》、《黄帝内经》，那是中医的提纲。后来的专科越来越精深，到《傅青主女科》的时候，单独谈产后病就总结了四十多个方子。

田　原：我们如何教给大家去了解产后的总原则呢？比如说不能用凉药，比如说要观察大便的稀稠……

王楷明：耗气、伤血的药，还有刚才咱们说的那个，汗、吐、下的药，都不能用。

王　华：产后要禁的药和食物一个是大热，一个是大凉，这两个方面都是十分注意的。尤其是大热和大凉的药都是不能用的。

田　原：这个角度辨证对产后女人的理解和关爱非常细致了。

我们谈了这么多，但总还是不尽心意啊，关于女人的话题，女人的问题，几乎等于是生命的全部问题。感谢你们的坚守，把老祖宗的智慧和关爱留存下来，我们这个专题，仍然是抛砖引玉，希望唤起社会各界的共识，认识并理解女人；希望女人自己了解自己，更爱自己。

（注：关于山西平遥道虎壁王氏女科八百年家族变迁史及更多访谈内容，请阅读《子宫好女人才好》系列）

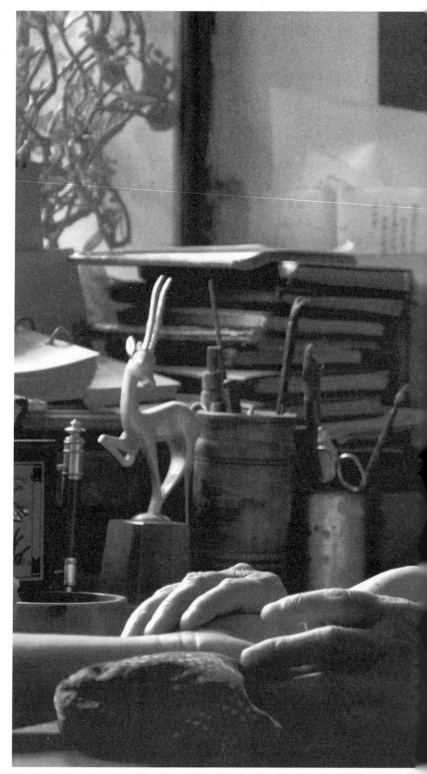

「B 专题」

在寂寞的岁月里「摸脉」

民间中医张为民和他发明的脉诊图

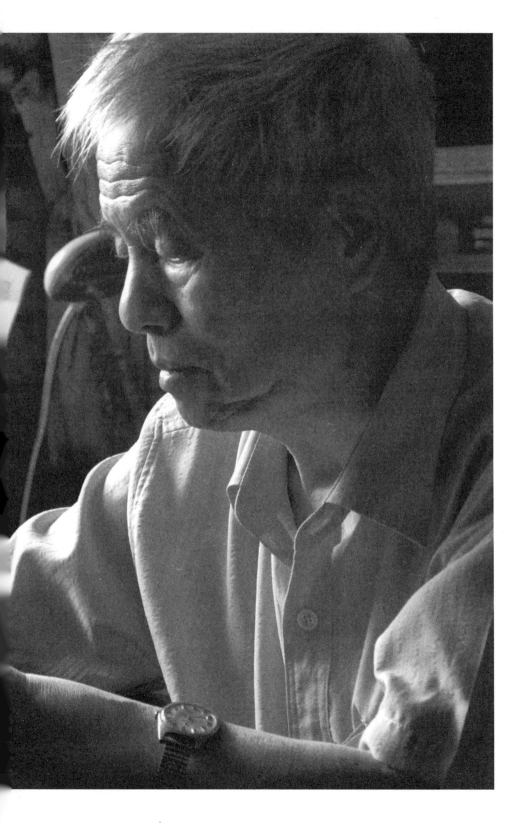

兰州，还有一座中兽医研究所

第一次来兰州，除了正宗的牛肉拉面令人赞叹，再就是黄河了。没想到，处于中上游的黄河水也是这么黄，黄得深沉，黄得悠远，与四周的黄色山峦，合成一幅久远的黄色文明叙事，于静穆的时光中，陈述着一个老大民族生生不息的内在张力。未及观赏黄河景区，包括早就闻名的"黄河母亲"的雕塑，我们就被安排住进了伏羲宾馆，伏羲画卦以分天地，这位中华文明的肇始者，与这栋陈旧的招待所一样，被门前喧哗的闹市和环绕的高架桥挤压在一个现实平面里，历史茫然失去了重心，现实也就没有了来由和去向，时间深一脚浅一脚地行走，人在其中自然会觉得东倒西歪！

兰州中兽医研究所，是全国硕果仅存的一家中兽医专业研究机构，正在实施一项中兽医保护的国家级课题。何谓中兽医？简言之，以中医原理、用中草药给家畜们治病和养生，有益无害，人畜皆安，古来有之；现在，不要说中兽医没几个人知道，连这个概念都几乎快消失了。粗略调查显示，全国剩下的名老中兽医不会超过百人，堪称国宝，和老中医一样，亟需抢救；研究所的杨所长推荐说，我们这里还有一位国宝级的中医——张为民教授。详细情况他并不介绍，只是说：看了之后就会知道。

午后，研究所的宿舍楼，陈旧的红砖墙，白杨树，粗糙的水泥楼道，三十年前的记忆景象，敲门，缓慢的开门声音……房间里光线灰暗，靠窗的桌子前，站起来一位老人家，没有客套，一如邻家的长辈，目光安详，神态沉静，动作迟缓，满头白发中的一部分自然翘起，显然是久不梳理了。

家里的苫巾多——我说的是类似现在浴巾的那种暗格大毛巾，苫在床上，沙发上。毛巾陈旧，沙发是当年最简易的那种，屋里没什么灰尘，可见这种遮苫是一种长久的生活习惯遗存，或许主人更沉湎于当年的时光，时间似乎定格在陈旧的过去时，此外没有多余的生活物质和细节了，显然，也是没有多余的时间和心力……看得出，一切都是减化的，减去一切多余的事物，只剩下中医了。——此情此境，不免令人有一点点晚景的感伤，但张夫人说，当年他很能玩的，不光是喜爱中医，喜爱书法、诗词，他还玩二胡、扬琴、三弦儿，他爱玩儿呢……

墙壁上，就垂挂着二胡、三弦等乐器，蒙着暗淡的尘迹，显然许久不用了。

在长流的岁月里，他只是摸脉，摸出了脉诊图，摸出了一千多种脉证方药链。

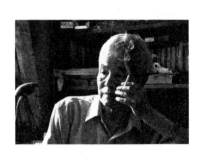

〔人物档案〕张为民，1936 年生，1962 年毕业于北京农学院，中兽医专业，研究员，中医临床 51 年，义务看病 30 年，融汇各家，精于"伤寒"，擅治疑难杂症，熟练应用经方、验方数千种，发明"脉诊图"，发现一千多种脉证方药链。现居兰州市。（本书出版前得知张先生已于 2014 年 11 月 7 日于兰州逝世，享年 78 岁。）

采访现场：

时　间　2013 年 7 月
地　点　兰州市中兽医研究所宿舍楼

访问人　田　原（中国医药科技出版社，中医文化传播人）
受访人　张为民（甘肃中兽医研究所研究员，老中医）

参加人员

张夫人（研究员）

沈　生（策划人，摄影师）

学生及患者若干

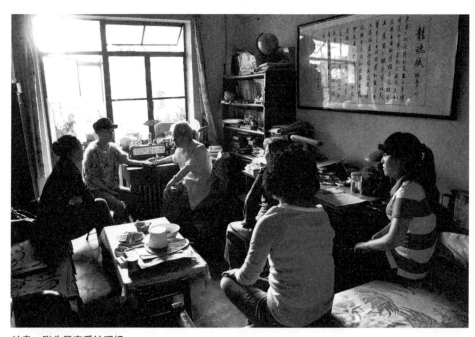

甘肃·张为民家采访现场

1. 这脉呀，我一摸就摸了51年

田　原：张老师好，这次中兽医会议期间，杨所长热情引荐和您见面，说您技术和理论一流，不仅是硕果仅存的优秀中兽医，更是特别会看病的中医人。所以我们推迟了返京日程啊，特意和您见面。

张为民：哎呀，好重视啊。

田　原：您就给我们讲讲自己的故事吧。

张为民：我这个人从小就下了决心，这也是家庭长期熏陶的结果，我这个家里，从小就有从医的，到了父亲这一代断了，他经商。后来我姐姐，上学加自学学了中医，她的中医还真不错。遗憾的是，姐姐虽然以治疗糖尿病为主，但是没研究到家，后来因为糖尿病去世了。因为糖尿病昏迷，活了60岁。

我3岁父亲就去逝了，我姐姐大我20岁，我小时候受她影响，在中医上受熏陶的就是大姐。我二姐学的西医，后来她学英语，小时候正是日本人没打过来的时候，虽没打过来，但是社会各方面都乱套了，她就没教书了，从医是业余的。

田　原：小时候和姐姐出诊学看病？

张为民：要，跟她学看病。我姐姐反复说的一句话就是，看病不觉得有什么困难，疑难病症都有办法，但是有一个困难，农村呢，把大夫请到家来，先得做荷包蛋。这成为一个习惯了，表示对医生的尊重，但她对荷包蛋特别反感，说荷包蛋有股鸡屎的味道。我那会儿满地跑着，大概有6、7岁。

田　原：想吃鸡蛋吃不着。（笑）

张为民：这还不好办嘛，把我带上就行了。姐姐说，每到一个地方，先吃一个，别吃三个，到了下一家吃不动了怎么办？到了邻村的病人，你只有在旁边听着……有一个五十多岁的农村老太太。第一次看的时候没什么印象，第二次我就印象深刻了，因为她说啥呢，她说你这个药真厉害，这个药吃了就半个时辰，肚子里的一个人头大的疙瘩，就咔嚓一声变成两半了！三副药吃完，肚子里的疙瘩就没了。我后来好奇问姐姐，后来我知道，这就是张仲景的下瘀血汤。这种病人看得多了我就暗下决心，必须得学会这个东西。农村里的生活难处多，我从小就知道做人不容易啊，这世上你若没有能耐你就没办法立足。

田　原：您是 1936 年出生？

张为民：1936 年 2 月份的。小时候身体，脾胃不好。长得不快，也不算体弱，但就像那庄家苗，长得不高不壮。后来大学读的北京农大。我为什么考这兽医学？报的人少。农村人就得自立啊。

田　原：姐姐为动物看病吗？

张为民：没有。上大学期间，我就不断研究中医中药。我就一味一味去尝中药。辨识中药这是基础，搞中医一定要把中药搞明白。要去尝一下，有时候要尝好几次才尝出来。1962 年我大学毕业。很巧的是，我历来喜欢中医，中兽医，学校也很明确，中兽医研究所仅有的一个名额分配给了我。

田　原：您那会儿学的不是中医，是兽医专业？

张为民：是呀，1957 年考大学，1962 年毕业，1963 年才有中兽医这个专业。当时兽医专业也学中兽医，中医知识的比例有四分之一。但还是以西方的兽医专业为主。

田　原：当时的西兽医最好的是什么？

张为民：应该是传染病！可是对疫区的普通病来说，西医的诊断、治疗完全不见长。学了 5 年，你发现西医除了消炎药就是消炎药。你看反正消化不好的就用盐酸，就这些办法怎么能治好病呢？顶多能一时见效。

但是西医的解剖还是精彩，我所有动物都解剖过，解剖学精彩，除了骆驼没解剖过。可是有的牲畜难产，效果也是差劲，并不理想。

田　原：有质疑。

张为民：有啊，我学的时候，学着学着就觉得西兽医比中兽医差远了。（笑）
后来把我分到中兽医所，我还是很愿意的。巧就巧在分到这个所。这对我的人生太关键了。我刚到这里一个月，就开始办了一个学习中医知识的训练班。老师是谁知道吗？原来北京中医研究院的杨树千，他的老师是丁甘仁。北方是张锡纯。他太棒了，讲课就不说了，牛的是他治病，北京中医研究院里给中央领导们看病的人就是他。他说，中医和中兽医是一个理论体系，要

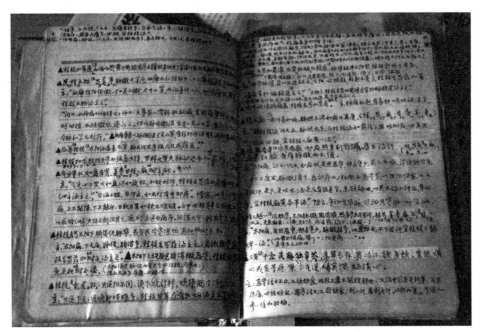

张为民先生手书用药经验《张锡纯用药浅归》

想提高中兽医的理论，就必须学习中医基础理论。他就讲了一年课，别人可能就是听着玩的，像学化学的，学生物的，不是搞医的。杨老师讲的东西句句都是很有价值的，但他们不能理解。其中有四五个人受益最多，我是其中一个。

田　原：是您的启蒙老师呢。

张为民：最精彩的是什么？结合实际。他讲的内科、外科，伤寒、温病，很有深度，讲得很正确。他从南方出来的，根基在伤寒，伤寒、温病都擅长，据说他在武汉某个医院门口摆张桌子看病，病人排队长到什么程度？医院的进出口都成了问题。那时候看病5分钱，医院的病人都在那儿看，后来才调到北京去。既然是北京来的名医，这边的家属都去看病。从这个疗效看，很多东西逐渐传到耳朵里，反应特别好。杨树千的这个药，吃了几副就好了，这个人的医术真不假，效果真好，真是高手。比如癫痫病，现在的中医大家也未必能看好了。

但杨老师有一句话我不赞成，他说你们学这个的虽然很好，但是脉诊我就不讲了，你们在牲口身上也没法摸脉，我就不讲摸脉了，你们也没必要学了，这个摸脉太玄妙，一般人的智慧搞不明白。我还就记住这句话了，我就非要搞明白不可，我就较劲。我就琢磨他看病医术高超，显然是摸脉的手法高超。

他走了以后，我想我非要把脉搞明白。我这个人有点胆大，要干就把它干好。我到处摸脉，逮着谁就摸谁的脉，正常人的脉摸得就比较多。就这样一点一点把这个脉搞通了。可以说我现在已经把它搞通了。离了脉我就没法看病，有一次摸到一个反背脉（脉出现在寸口的背侧，又名反关脉），没在脉槽里，跑在那儿我就没辙了，只能从症状上分析。这六部脉，缺一部都没法看。这脉我一摸就摸了 51 年了。

2. 不管经方、时方、还是名方，我脑海里有 1500 来个

【诊室现场】

两个病人过来看病。

十天前来看胃疼，当时疼得非常厉害，吃药以后好转了。今天病人说，吃了一只雪糕然后肚子又不舒服……

张为民：寸脉在上面，搭一下就可以。浮取，中取，沉取。

大便怎么样？

病　人：有点干，两三天一次，不通畅的感觉。食欲也挺好。

张为民：脉沉紧，六部脉沉紧，尤其是右寸。

田　原：她的根本问题是什么？

张为民：脾寒。

病　人：一下雨感觉身上不凉，胃凉。

田　原：张老师，你给我把把脉，最近身体疲劳。

张为民：真的假的？你别蒙我……你的脉，第一条，大问题没有。第二，唯一的不好，肝脾不和。就是这么个问题，有时候会胸胁轻微地疼痛一下就过去了，你要不要吃点药？

田　原：当然要吃。（笑）

张为民：那就给你开个培脾疏肝汤。这是张锡纯的。

炒白术 10g，生黄芪 10g，白芍 12g，柴胡 4g，陈皮 3g，桂枝 6g，生麦芽 10g，川厚朴 6g，生姜 3 片。

田　原：剂量这么小！记住这个方子了。张锡纯治疗疾病极其重视脾胃的调整。还有几个方子都是调理脾胃这个中轴。

张为民：对，这个"培脾疏肝汤"，一天一副，大概吃三副你就明显见效了，再吃两副就差不多了。

田　原：您只是脉象就可以看病了？我是长时间肝脾不和，几个专家说过这个问题，我试一试啊，这个方子简单不贵，用来阶段性调理看看如何。这是您几十本笔记本儿，字写得真漂亮！太工整了，直接影印出版的水平啊。诶，后边的本子上的字越来越小了。

张为民：从这个本到另一个本，就蜕皮了。文化大革命开始写，中兽医研究所里面的图书，那时候看的就是张锡纯的书。

田　原：要有接班人继承啊……

张为民：大儿子在学，四十多岁了，但是还得用功啊，中医还需要悟性，现在我的手有点抖。

田　原：什么问题？

张为民：虚证，现在都顾不上这些，这都是小病。

田　原：这都是小问题，还有大问题？

张夫人：现在他吃的都是治癌症的药。原来也有糖尿病、冠心病。三十多年的冠心病。

田　原：您觉得自己的肺有问题？

张为民：这个肺有问题，既有寒又有热，热是虚火，本质有寒。有咳嗽，有气喘。不胸闷，咳起来一阵一阵的，咳后没事儿。这是癌症的表现。

田　原：癌症？

张为民：我治过的人太多了，这就是所谓的癌症，很多癌症（确诊了的）到我这儿治了，非常有效。不说这个，咱们说脉图。简单说来，这个脉要形成脉图，这六部脉，每个点都有三个层次，浮取、中取、沉取，举按寻三个层次，左边三个感觉点，右边三个感觉点。五脏六腑都在感觉点上，这是非常关键的。

（左寸）浮取小肠脉，中取是心，重取还是心。比如心阴不足，心血不足，中取时脉滑，偏大，浮取不大，中取大，这就是心阴不足，用张景岳的理阴煎。浮取、中取就是按的力度的区别。

（关脉呢）浮取是胆，沉取是肝，重取也是肝。左关脉就是肝胆二字。

左尺脉呢，浮取是膀胱，中取是肾阴，重取还是肾阴。都是表里相配，心与小肠相表里，肝胆相表里，肾与膀胱相表里。

右尺脉有个特别的，浮取是三焦，中取是心包，沉取是肾阳，三个层次都占满了。

右关浮取是胃，中取是脾，重取是脾。胃风的病很多，风属阳邪，这个入胃的风很容易入血分，邪气由表及里，入了血分了，既有气分，也有血分。这个讲起来就多了，不讲它了。

（右寸）浮取是大肠，中取是肺，沉取都是肺。

田　原：如果大便干燥，在大肠这儿表现是什么？

张为民：不能这么讲，不然怎么叫脉图呢，每一证都会形成一个脉图。整体的。

田　原：脉图这个概念，是张老师独创出来的？

张为民：九几年我有发表过文章，在基础医学、中医基础类杂志。可是我觉得发表这些地方没人看见。这里有比如"什么叫脉图"，"脉图的意义"等等……兽医类发表的文章就多得很了。

田　原：赵先生也来把一个脉图看看？（笑）

张夫人：1989年他考取了执业医师资格证，但必须要经所里同意。所以义务看病30年，以前别人说你兽医给人看病是不务正业。但所里面，没找他看的人不多。因为又不用挂号之类的，效果也挺好。所里来看病的多了，为人民服务嘛。

田　原：张老师很可爱，思维敏捷，还幽默。

张夫人：他很爱玩的，这所里批斗的人很多，但他没有，他玩二胡、扬琴、三弦儿，他爱玩儿。

张为民：有嗓子疼吧？这是上焦风热。

赵先生：耳鸣三四年了，休息不好，受过几次大寒之后就出现了。

张为民：一回事，是上焦风热。开处方，荆芥、防风各 10g，连翘 10g，桔梗 10g，生甘草 10g。耳鸣的问题就也解决了，长期耳鸣会出现偏头疼。你先试一试吧，吃个三五副。

田　原：是经方？

张为民：不是张仲景的方。谁的方我忘了，反正是古人的方，没名字。用药就这些，在脉图上找到了就是它。反正不管经方、时方，还是哪个朝代的名方，在我脑海里有 1500 个左右。

田　原：如此说来您还不是专门使用经方的中医。

张为民：什么是经方？一般而言，经方是指汉代以前经典医药著作中记载的方剂，以张仲景的方剂为代表。在那之后的后世医家的方子都叫时方。我用的方子连汤头歌诀、方剂学上的方剂，自古以来各个医家的名方，经方和时方都用，不是纯粹的经方啊。我听从脉图的指挥。

田　原：杨所长给我介绍，说您看的都是疑难杂症。

张为民：这些年看得比较多的是癌症，手术、放疗、化疗，整的眉毛脱光的这一波人，反过来复发，转移了，再放疗，化疗他们就不干了，对他们说就是死过一次了，所以不去医院了就到我这儿了，我看的多是这类的病人。

田　原：癌症太多了，您也是被动迎战。治疗效果怎么样？

张为民：效果还算可以，很难想象，我自己都很惊讶，这些病人都能治好，但又不是每个人都能达到。最近治死了一个，可他家属很满意，临死时没痛苦。

咱们继续讲脉图。刚才讲了，这边九个、这边九个，二九十八个反映点，这有一个气口脉，这有一个人迎脉。"关前一分，人命之主。"《脉经》上讲的。

"左为人迎，右为气口。"

人迎，反映六淫之邪，风寒暑湿燥火。右边为气口，反映七情之伤，喜、怒、忧、思、悲、恐、惊。这十分重要，看了这个，你就不会东南西北找不着了，病人是内伤还是外感？

田　原：外感和内伤分开了！右边为阳，其实是内伤，左边为阴，是外感。记住了。

张为民："关前一分，人命之主"。就是这个意思。

田　原：我们与临床结合下，赵老师是内伤还是外感？

张为民：他是外感，风热在上焦，是外感。你是七情。七情就是受到心情的影响造成的，你这个有点气郁，就显在气口上。如果光显在人迎，就是内伤，如果两个脉上都有，就是上焦风热。人迎反应风热，如果寸口也起来，就是上焦风热。

田　原：这个把脉的感觉很别致啊。首先在形而上方面来一个认定，想不到我这个外向开朗的人其实藏着气郁。赵老师貌似沉静竟然是外感之人。（笑）警惕啊，看见的不一定是真相……

3. 由脉象上升到脉图，信息的质量就发生一次飞跃

田　原：脉图您画过吗？

张为民：脉图就在脑子里，没画过，脏腑各有各的情况，通过人迎和气口，形成各种各样的病理。气口和人迎没在寸上，在寸前内三分。

田　原：有没有分三部？

张为民：没有分三部，就一个位置。寸脉前内三寸。两边一样。

田　原：哦。好多中医人搭脉，一分钟不到就看完了。

张为民：脉失水准，倒乱方寸。你把医疗资格证取消掉，能看病为标准。张仲景为医中之圣，就是自学嘛，他从医找了几个老师，但他是自学出来的。

田　原：这十八部脉，外加人迎、气口是您自学出来的？

张为民：几十年，是我硬生生琢磨出来的。看《内经》书上的启发。凡是名家，张仲景、陈无择、傅青主等等，你看这书，原来看不懂，你以为懂了，实际上没懂。现在你看懂了，比如黄连汤，胸中有热，胃中有寒，你怎么知道？脉上就知道。这个脉图理论，其实在张仲景的时候已经出来了，就是不说，就是不理出个名词来，其实里面已经含着了。张仲景就亲自取了好几条。比如说脉沉紧，像苓桂术甘汤，人迎脉为浮。这就是苓桂术甘汤证。六部脉都是沉紧脉。还有苓桂味甘汤，两寸沉紧细脉，尺脉微，这要点就给你点出来了，脉图的根本内容给你指出来了，这就是苓桂味甘汤。这是阴邪攻得胸中，下焦的阴，入于胸中这个阳气的部位。就像阴霾之邪，满天充斥。好像是"国家"的阳气虚，阴气才上得到高头。

张仲景详细地讲了这三条，我就从这里面悟出来，这不就是个图吗。任何一个证都有自己的脉图，而且健康人也有健康脉图，脉图它就这么广，所以脉图的价值很大。

田　原：张老师所谓的脉图，类似于历代医家所写的脉体诗，比如李时珍的《濒湖脉学》，而不是图画。

张为民：异曲同工。现在正式说这个脉图。脉图是个啥，讲的啥内容？二十个感觉点，包括人迎、气口，人的脉象有28种，脉象是对脉体的形象化的描述。这28个脉象，在20个感觉点里面，分布着不同的位置，各个位置显出某种脉象来，构成一个立体的图，是个框架。就是一个脉图，而每个脉图都代表着一个证。

田　原：张仲景的《伤寒论》每一个条文里都是脉象重要去讲。

张为民：张仲景他讲了一点，举一反三，他不多讲。你叫什么都可以，问题是你要有这个概念，他觉得不需要说这么多废话，但实际上很需要。后代的医家陈无择、傅青主都很明白，但也没点出个名词来。为什么呢？圣人都没说，我说出来不是画蛇添足吗？

田　原：古人述而不著。

张为民：但是这个概念一定要立起来，立起来才能往这个角度走。打个比方，人的颜面都有七窍，耳、目、口、鼻就像零部件儿，人的颜面是认人用的。

人的脉像是认证的,是辨证的。凭这个根据来辨这个证,证对了,才能选方用药,证都不知道,你怎么选方?

田　原:也是一种全息表达?有人重视舌诊,有人重视脉诊。

张为民:先把这个脉图说完,脸上这七窍,单独缺哪个都没法认,必须是整个颜面,才清楚极了,张三、李四、王麻子,不得有错。这七窍相当于28个脉象,颜面相当于整个证。一旦构成颜面,认识功能就发生着非常大的改变。光有脉象还没法辨证,必须把它构成脉图,才确认是哪个证,这两个相比较,就相当准确。

由脉象上升到脉图的概念,这个信息的质量就发生一次飞跃,人的病症有多少种?从古到今,大概来说有5000种。5000种!谈何容易?5000个人名,你都记不到。3000个人名都很了不起了。所以中医的难处在于辨证,辨证的难处在于缺少根据。你凭什么说是这一证,不是那一证?这就需要根据。西医要求有检测的数据,中医没有那个,你靠什么,就靠这个,所以没有脉,无法辨证。就这么严重。

田　原:如果把这5000个脉图做成数据编入电脑,那和脉诊仪何异?那中医学用一本脉典和药典就可以代替了?

张为民:那是别人的事。我看病就认这个脉图。所以我说五行阴阳代表了一切。是中华医道的核心内容,整个辨证施治都要求五行平衡。五行失衡了就是病,失衡的情况不同,就是亚健康。你怎么平衡它?求平衡,标本俱康,标是外治,是表现于外的,病变也罢,症状也罢,这都是标治。如果你能一步一步恢复他的平衡,症状没了,病变也没了。所以癌症也罢,什么也罢,都是不平衡。随着你正确的治疗,病变也就消失了,原来怎么形成的,现在一点点抽回去,治病如抽丝,就是这个道理。不是说碰见病变了,非割了不行,那是西医的。但这也不能批判西医,人家的就是这个理念。

田　原:这个脉图不好学习。需要您过去的几十年功夫。

张为民:一般的人学不了,过去有句话叫:人不聪明不学医,人不厚道不学医。我儿子在学,但他不靠边,他不像我那样认真思考。现在人跟我们那个年代不一样,那时候是要下功夫的。

田　原:如果有学生愿意和您学习,您要教吗?

张为民：当然可以，你愿意学，就可以。

田　原：我们不能把脉图像《内景图》一样，一幅一幅地比较生动地画出来？

张为民："持脉之道，非言可传，非图可状"，不是能直观地表示的，脉诊就是心中了了，指下难明。关键在于手指下的感觉。有难度。它是立体的框架，找二十几个疑难病症，把这个脉图画出来……我想它画不出什么图，它是个立体的框架，不是平面的图。我也想过找个人，能把这个脉图客观化。

田　原：就像3D电影。黄煌教授提出个观点：有其证，用其方。他给我开的处方就是桂枝汤加柴胡汤，加了点郁金。

张为民：那是靠症状，一旦这个脉图确认了就不同了，根据这个脉图就行了。

4. 必须把脉图传下去，不然对不起先贤和我一生的研究

田　原：我回去发动大学生来您这儿，跟您学，把您的研究传下来。

张为民：至少研究生起步，要有中医基础，必须十分热爱中医，否则是学不会的。西医的玩意都是花哨的。我个人的规划我不知道能不能实现它。我的想法是这样，用不了一两年，我再写篇文章，叫癌症的辨证施治，里面要举大量的例子。

田　原：先讲给我听听……（笑）

张为民：这个文字它不是堆积在一起，要逻辑化。我的意思是，这个脉图没有人真正的重视它。因此我写这个"癌症的辨证施治"这样一篇文章，然后我再写本书，书名我想好了，叫《脉图论》。把脉图详细地写出来。必须把这个脉图宣扬出去，不然对不起我这一生的认识和研究。

我还要讲一个东西，就是"汤头歌诀"。这5000个方子怎么记呢？一会儿就张冠李戴找不到谁是谁了，事实上每一个学医的，不可能不搞这个"汤头歌诀"。这些药味这么多你怎么记，就要靠"汤头歌诀"。以前没有"汤

头歌诀"怎么办？所以不是文人无法学医。因为歌诀是文人自己编，不是文人编不了这个东西。像中医学院的学生，有的人都自己编歌诀。编的过程中呢，他只追求两件事，一件事是方名，一个是药味，一开始还觉得很满意，但渐渐地他发现不满意，不行。

田　原：有时为了应付考试。

张为民：对，它这个不够用，它没写这个方子是什么证，什么脉，什么脉图。

田　原：哦，您要把汤头和脉图对应上。现有的方剂学课本的歌诀编得很好，有脉、有证、有药，也很好记，只是同学们记来应付考试了，没有临床应用，所以很快忘完。

张为民：所以"汤头歌诀"从古以来上不了台面。既然它是学习必须的。所以古人的方歌是不断地变化，在变化过程中，有些很好的方歌都丢失了。

田　原：总说大道至简，您把病和脉看作是一个很复杂的事儿。

张为民：它本身就很复杂。

田　原：中医学就是一门很复杂的学问？

张为民：也不是很复杂，你只有找到它的本质了就不复杂。

田　原：您觉得脉图和阴阳五行一样是本质吗？

张为民：脉图是表现本质的东西。靠了它你才有个认证的指标。比西医的指标还好使。找对地方了，你才能把这个病，标本俱康，否则见效、见效，就是不得完，就是不得好，不能"了证"，治不完。

田　原：我真心相信张仲景看病，是能解决根本问题的。只是人们对经方不深解，用不到正地方，把张三拐到李四那儿去了。

张为民：对，你的任务就是对号入座，认识不清楚就做不到真正的对号入座。我跟你举这个例子，刚才这个病人，和医院里面来的那个女人一样，胃疼，长期胃疼，疼的特点是，剧烈得无法忍受。她是医院里的护士，在医院里检查了都没啥大的病变，疼到用杜冷丁让她暂时缓解，但还是难受，成了医院的老大难题，很多大夫治不了。有人介绍她过来看，我给她用的是厚朴温中汤。

厚朴温中气滞寒凝，香姜草蔻陈草茯苓。我自己编的方歌，编的虽然不理想，吃了非常见效。

田　原：脉图上表现出来的。

张为民：就是脉图，就刚才这个胃疼的女病人，脉沉紧，六部脉，尤其是右部脉沉紧。就是脾有寒，吃药非常见效，天天吃。她自己的说法就是说这个药止疼效果比任何药都好使，再怎么严重的疼，一吃就好。吃了三个多月。她就问我这药要吃多久，我说我也说不清，停下来试试吧。

田　原：您是真不清楚，还是假不清楚？

张为民：真不清楚。我也不知道她病变在哪里，这个病都是从无形到有形。无形的病气时间久了，另外，她的人生我不了解。这也是我们提出的观点。

这个人呐，溃疡啊，浅表性胃炎啊，都没有。这个病变和病气之间的相关性需要探讨。古人没条件探讨，因为他不知道病变。探讨病变有西医的检测结果，它的相关性就能知道。还需要一个条件，准确地辨证，没有这个脉图，这是个可变因素，哪个脉图对应哪个病变。

这个女人停了一个礼拜，又疼了，但是很轻微，可以忍受。无形的病气时间久了产生有形的病变。可你这个病变在哪里？我不知道啊。还有什么病变呢，后来她说西医诊断说是脾脏大，我说这个有点差不多，这个脉看来是寒在脾。怎么办？继续吃药啊，吃了就断了根了，她又吃了两个月的药，检查脾不大了，彻底好了。如果没有脉图指引的话，你的治疗方向早就改变了。一直吃了5个月，这药也不贵。

田　原：这个案例很给力啊，张老师这个思路我第一次听到，他不放大话，但他会摸索出最终的凶手是谁，西医的脾大和中医的脾寒，这算误打误撞吗？就跟破案一样。

张为民：最终的凶手就是脾寒，导致脾大。无形的病气时间久了产生有形的病变，癌症也是一样，是无形变成有形。

5.吃了这个药，三分钟之后脉图就改变了

田　原：为什么建议赵老师的药就吃 3 ～ 5 副呢？

张为民：这就是个小病。他自己觉得这是个大毛病。时间长了，当然不好。你更是小毛病。要解决这个不平衡问题，首先要找病因，外因和内因，查六淫和七情。审因果，哪是因哪是果，靠四诊八纲。望、闻、问、切都得要。《难经》上讲：望而知之谓之神，切而知之谓之巧。

田　原：为什么望、闻、问、切，把切脉放到最后，把望诊放到最前？

张为民：不是说不重要。我认为脉图起决定性作用。这前面一切做铺垫，最后确认是不是症状和脉相合？望诊和舌诊提供的信息不够，脉诊提供的信息是无限多的。不夸张，说来说去，脉成了脉图，这个细节大得不得了。它提供的信息量太大，从宏观到微观。其他任何东西都没这么大信息量。脉图，理论上它能区别 5000 种，有些复杂，所以脉图不是你写在本子上你就掌握了，不是这样。

我一辈子只做了两件事，古人的名方，5000 多个，都写在本子上，5000种方都写成歌诀了。这些方子各家的都有，都要知道。有这些方诀你才能琢磨他的脉图。而最终确认这些脉图还要在实践中去确认，实践是检验理论的唯一标准，这句话一点都不假。所以脉图是一个、一个加以确认，因治疗的效果而确认下来的。所以每一年我都发现很多新脉图，方子早就知道了，但是脉图不知道。

田　原：通过脉图您把疾病的表现更加细化，这个思路我接受了。粗放型的辨证就等于一分钟诊脉，所谓方证也对，但是不能把疾病"结案"。比如这个脾大的患者。

张为民：是的。这个脉证方药链，就像建筑里的一砖一瓦，你掌握的一砖一瓦越多，你盖的房子就越漂亮。这个脉图确认了，哪怕他的症状不全，或者症状完全不对号，你也有这个药，也见效。

田　原：您这也是绝活。您心里掌握多少准确的脉证方药链？

张为民：我真正掌握的有一千来个，离 5000 个还差得远，一千多个脉证方药链。

田　原：就是说有一千多个不同疾病的病症反映？

张为民：可以这样说。每一个证是个完整的整体，它有它的脉图，有证的本质，病机病理，有相应的方药。

田　原：假如要普及您的东西，您能在一个比较短的时间内，让学生学会几种常见病的脉证方药链，这个入门的方法，是不是不错？

张为民：我估计是可以，完全有可能。

田　原：这是您独有的探求真理的过程，太珍贵了。从生命角度来讲，我们的身体健康是动态的，每个人有各自的特色，每个人有不同的体质表达，每个人有一生规避的东西。

张为民：四诊八纲呢，还不够，原因就是信息量不够，你辨证缺少根据，内经上反复强调"色脉"，色就是望，脉就是脉诊的内容，这些信息量不够。我强调一个东西，供脉图辨证核准。医中之圣贤的基础是"施治有方"。自己造的似是而非的方，你说它不好吧，它也见效。你说好吧，它也治不了证。

田　原：您自己造方？

张为民：有经方，有自己创的方。治不好我就创造了。但创造来、创造去，后来才发现，哦，古人早就有方，只是你没记住你不知道，只能怪自己。现在没有我造方的时候，古人已经准备好了，越治越不需要造方，造方说明你无能，你没有掌握好脉证方药链。所以"举圣壶，施治有方"。只有这样，才能达到标本俱康。

这是我去年写的一副字。"举圣壶，施治有方；秉中华，东西参照。"

田　原：这是您的获奖感言啊。（笑）

张为民：感触大才写的这个。东西参照就是西医的监测指标也是真的，它也不是假的，它不是本质，但也有认识上的作用。中西医的交汇点就在病变上。怎么讲？西医的诊断确认病变的位置、大小、性质，诊断和治疗都立足于病变上，有形的东西，细菌、病毒、化验等。而中医的注重点，时时刻刻在无形的病气上，而不是已经产生的东西。西医是把你这个病变的地方找出来了，这是可信的，但为什么会出现这个病变，你怎么去治它？你就需要找这个无形的病气。找不到这个无形的地方，就解决不了这个问题。

田　原：比如一个癌症病人西医诊断了，您根据什么找到无形的病气？

张为民：从脉图上找。找到以后和他对应上，然后把他拉回来。就是这样治疗的。所以西医有用。实践多了，你就知道这个方子能产生哪些改变，这些病变指示你是什么证，产生哪些系列的病变，所以它有指示作用。相关性搞清楚了就有指示作用。怕就怕是没搞清楚。

田　原：您就是传说中的中医切脉高手。我们说肿瘤之所以后期能转移，复发，它就像身体里长的一颗大树一样，它是有根的，它是有基地的。

张为民：根就是那无形的病气，每一步都是根据脉图来找。比如今天吃了药，明天的矛盾关系就改变了。比如这个脉图显示的是当时的第一矛盾，主要矛盾，随着你吃的药，你的第一矛盾暂时改变，你的脉图就暂时改变，到后天，这一矛盾可能又出来，这就只是见效，但还没消失。每一步都是根据脉图。如果这脉图变了，第二矛盾临时可能转换为第一矛盾了。

田　原：虽然人的生老病死是不可避免的，可是我们对生命的认识，出现劳累啊之类的，要及时调整。

张为民：可以这样说。我就经常感觉自己的脉，吃了这个药，3 分钟，脉图就改变了，它就这么快，但是明天这个脉图又出现了，又得治。虽然说他没什么病变，但是里面有积攒的东西，它也不是一下子就消失了。不让时间长了形成病变了。西药我一粒都不吃，西医的检查我都不接受。我拒绝任何检查。扎点眼儿、抽点血我都不干。我遗嘱都写了，如果我自己的病都治不好，你要靠西医的治疗我一概不要。以生死来改变这一切，你要给我扎个眼儿，做检查我都一概不接受。

田　原：去年我采访五运六气的专家，他说今年是个冷春，心肺功能不好的人，今年特别遭罪，但今年冬天是暖冬。

张为民：五运六气还是真的。总之中国文化在心中的分量很重，绝不会被西医带蒙了。

张夫人：我自己得了这么几种病。刚开始心动过速就不说了，我得肝硬化，1985 年，他得了冠心病，医院里是公费医疗，不要钱，但是没去治。他的冠心病是出差发现的，说必须住院，好便于抢救，跳两三下停一下，然后我就去看他去了。一查我是弥漫性肝硬化，可以拖几年，冠心病是一上来就可能人没了，那时候他因为课题到处跑，就说那就先治你的吧。一半的工资吃饭，一半的工资吃药，最后自己吃药把冠心病吃好了。

治好了以后，我就给动物做实验。我要把它弄明白，理论上是把冠状动脉的堵塞去除掉。我就用公家钱多买了 30 只兔子，我不想让所里知道，去检测一下。这个实验做了一年，效果非常理想。然后是重度脂肪肝，造的病理模型，给它吃 1 号方、2 号方，4 月份开始给药，从造型、对照，吃到最后，一年的时间，效果特别好，然后解剖开之后，血管光光的，肝脏也没油积的。我的肝硬化好了以后，体重从超不过 80 斤的状况，超过 110 了。但是我还得了胳膊血管瘤，胳膊又冷又疼，跟针刺一样，去军区总医院住院，他说你看血管瘤绿豆大，十二三个，说没办法，只能截肢，这胳膊你别搞了，你是保命还是保胳膊。我就哭啊，我才五十多岁，我说先试着吃药，不行再锯胳膊。我就吃了他开我的中药，一年多就不疼了。

田　原：一个方子吃了一年吗？

张为民：嗯，一个方子。这个药说起来就话长了。这是个造出来的方，很好。我一辈子造方的机会，一共才只有两次。成功的就两例。

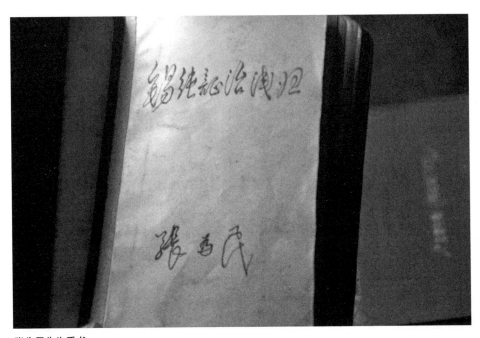

张为民先生手书

我有个总体印象，没有不能治的病，没法治就是不会治。大学的老同学，有时候会见她（张妻），说：嘿，没想到你活得这么滋润。

张夫人：偶尔还疼。

张为民：这是火郁证。

6. 有脉图就行，我遇到这个病就找出来了

田　原：您中午休息？

张为民：得看病人多少，一般一点左右。还得以病人为主。圣门难开，你开了就得给他解决问题。

现在的病人啊，满脑子就是检测结果，一说就是检测结果。我跟你说，一个老局长退休了，马列主义老太太，银行行长。有一天天快黑了，这个老局长，坐着部队里的专车过来，说有个人脑袋上长个脑瘤，苹果大，能治不能治。我说脑瘤没治过，何况一个很大的脑瘤，因为以前治过肾炎和其他这样、那样的疾病，她觉得我这个人很能干，就问能不能再放个"卫星"，我说这个我还很难说，必须要我摸到他的脉，不摸到脉我啥本事也没有。在哪儿？陆军总医院。拉着我们就走。

在特护室，还处于昏迷状态，这护士紧张的呢，那时候还没有输液。所以赶快就摸这个脉，这是个脑瘤，B超看在这左侧，苹果大，周围界限清晰。

我问为什么不做手术？北京上海都联系了，但体积太大了，都没把握，然后到这边了。说，能做手术就不找你了。

这是个军级的处长，在出差期间打扑克，打着打着突然间昏倒了。怎么回事？还以为喝茶喝多了，一摸还发高烧，体温烧到40℃，在西医院住了半个月，毫无起色。他老婆也是学医的，把他老婆从西安接到兰州来，又治了半个月，实在没办法到了这个地步才来找我。

我去特护室一看，手足冰凉。他的手力很大，能把铁捏弯喽，痉挛到这个地步了，抽风，痉挛，四肢冰冷，高烧昏迷。

我一摸脉，六部脉都是沉、弦、数，只有人迎，没有气口。没有七情，弦主肝，厥阴肝病，就是温邪入了肝。

田　原：这个沉、弦、数，您是怎么理解？

张为民：表明是厥阴肝病，这个外感客邪让他长了有形的病变。

田　原：您判断他是外感太久的病？

张为民：有发烧嘛，有外感，是温邪。数是热，沉，代表病在里，浮取没有。看了脉以后，这情况我就全明白了，这几个方子一定得记在脑子里，就是你储备得越多，你应付的能力就强。

羚角钩藤汤，很清楚。

我就出来了，他老婆就跟着我出来了，说大夫他这个病算是什么病？我说这是温病，温病传里了，传到肝经了。肝经少阳，冲到颠顶，长这个东西。她说有治法吗？我说有，先吃三副药，但是她知道我要去北京出差，完了吃了三副药怎么样，我说吃了就好了呗，我就这么说，她一愣，我就说情况就大大好起来了。老局长这时候过来了，就说你说话留点余地嘛。结果第一副汤药就好了，第二副药就能吃东西了，第三副就满地跑开了。这个病我从来没治过，但我就能知道是这个结果。古人说了嘛，三副药见效，我没说大话，就放"卫星"。我就在车上写方子了，里面重用羚羊角粉，羚角钩藤汤原方，方书上就有，等我出差回来，他说吃了第一副药就想吃东西了，第二副吃了一半，已经满地走开了。打针都不搞了，我好过来了还搞这些干嘛？三副吃完了，就看电视，找这个、找那个了。

田　原：古方真有这么神奇。羚角钩藤汤。

张为民：这就是真实的情况，没有半点儿的掺假。

田　原：我忽然明白现代人为什么研究不好中医，因为没有回到老祖宗那个时空下，那个状态下，那个环境下去研究。现代人有指标，有这个、那个的考量。

张为民：这个案例让我更加确认了脉图在诊断中的重要性。羚角钩藤汤是清代的一个医家，方剂学上出来的。完全以脉图来决定。完全去分析这个脉图，他的脉图我本来不知道，弦是肝，沉主里，数主热。温病一般都用石膏清热，为什么这个方里没有石膏，因为他没有阳明热。他的热在肝里，肝脏是人体最深的部位，我用这个脉图把他看透了。

田　原：厥阴病是《伤寒论》病理层次中最后一个层次，也是最严重的层次，您说在身体部位最深。这个肝经，在大腿内侧，是人体最深的部位？

张为民：嗯，第一是太阳，第二是阳明，第三是少阳，半表半里，第四是太阴，第五是少阴肾，第六是厥阴肝，是最深的，这一切分析得很了不起，确认无疑。古人的方不骗人啊，他的整个方解都在脑子里。你平时得把它记牢了，这就得益于这个方歌。怎么念的？羚羊钩藤温，脉沉膈满晕，痉厥贝茹芍，桑菊甘地神。

田　原：这个方歌是您写的，妙！

张为民：没有脉图就不行了，我遇到这个病就找出来了。

田　原：这个前提是熟悉经方，熟悉脉学。

张为民：嗯，肝主弦。比如您的肝脾不和，就是七情伤了肝。很小、很小的病。很多人甚至不当这个是病。

分析一下呢，肝郁脾弱，肝气不舒，肝主木，脾主土，肝郁了脾就不能发挥它的功能，所以吃多了就不消化，肝郁就是一种七情所伤，喜、怒、忧、思、悲、恐、惊引起了它的不正常，肝能疏达脾土。脾土不能疏达，肝气它就捣乱，他起一个捣乱的作用。把这个问题排除了，肝不捣乱了，一切就正常了。

情绪也要调整一下。但是在有病的情况下，情绪调整不了，治了以后，你的自控能力加强了。这个不是你随便能调控的，心理咨询是解决不了的，这个情况必须治疗捣乱分子，就跟这个小偷一样，你必须把它撵走了，找清楚。脉的功能就是这样的。实践是检验真理的唯一标准，真是不假。

人会慢慢地感觉到古方无用。为什么？没辨对证，辨证没对上号。这是错觉！要紧的是怎么把这个方对上证，你以为症状类似就可以用？这是真正的误解。

田　原：您觉得把所有的古方都用上，天下没有疑难症。没有治不了的病。

张为民：我觉得就是这样的。看似不可能的事情偏偏就是这情况，为什么有好多疑难病症能顺势而解，这就是辨证高度准确，必须要用准确的辨证思路，你有这个辨证结果，才能说这个话，否则说什么都是废话。

7. 你怎么认"证"的，证据就在脉图

田　原：假如您带学生，第一步做什么？

张为民：要背方歌。你背到这个方歌，这方子就是你的，你没记到这个方歌，就什么都没有。所以我要把这些方歌推出去。

我再给你讲个例子。刚才来了个姓崔的，我院的退休工人，他们有个基本特点，什么特点？讲实际。谁能看病找谁看，大医院都能看病啊？他不认同这个观点。

十几年前，他儿子是血气胸，去医院做手术。这个胸腔靠胸膜表面这个地方出现破裂，血流到胸腔了，人就无法呼吸了，呼吸高度困难，就这个病做了一次手术，手术做完了，过了些日子又复发了。第一次手术他就成了废人，水都不能端，不能动，一动血管就破裂。他是司机，不能动咋办嘛。他不同意手术，他问我这个有啥治法，我说血气胸我没见过，也没治过。不过我说了一句话，摸了脉我就有办法。

田　原：摸了脉您就有办法。（笑）

张为民：一摸脉，还真是不假，我就知道是什么病了，燥伤肺，凉燥伤肺。燥伤肺，燥脉小，气口脉和人迎脉都是小的。

田　原：什么叫小脉？

张为民：小就是圆形的，孤立的。不是宽大的。《内经》上讲的，二十八脉有个大脉，有个小脉。宽是很宽大，叫大脉，又小又窄的就是小脉。结果一吃药……

田　原：您脑海这个"内存"闪现了什么方剂呢？

张为民：杏苏散。杏苏秋凉燥，咽干咳痰表，枳桔夏苓草，前胡梗姜枣。就这四句话。六淫中的燥邪就是它。结果一吃药，检查，这血管下去了，就没手术，吃了两三个月药。一个方子不变。这个真正的好方子就是不变，有的方子还明说，此方不可加减，说清楚了，你不要乱加减，加减之后效果不行了。像傅青主经常说这句话，此方不准加减。张景岳的方子也是，怕你乱加减，给你说明白，怕你加减错误。因为治对了，把这个燥邪清了，胸部就不鼓起来了。

田　原：燥邪入肺，入了血分，被侵略了。中国古哲学的一种思维方式。

张为民：这是六淫嘛。这是认识论。西方认识是现实观，怎么形成的，现实观是市场造就的结果，所以市场是西方世界观形成的基础。东方的认识论就是无形到有形，有形再到无形。这个整体观以五行为集中点。现实观对疾病的方法，就是你长了东西我就处理，很现实，很直观。

咱们古人的哲学是什么？每个事情都需要探本求原。也就是治病求其本，你在这个病变上琢磨事儿的话，陷入西方去了，病变怎么产生的你不知道，怎么形成的你不知道。就跟割韭菜一样，割了一茬又长一茬。所以中医是东方文化的产物，西医是西方文化的产物。

田　原：古人把这个六淫和七情，当成两个重要的方面，人呢，在这里面生存，无非是个自然人和社会人的产物。你把这个里和外分成左手和右手。这是古人发现的气口、人迎。为什么叫气口，为什么叫人迎呢？

张为民：右寸主肺气，所以这叫气口。人迎就是个名词，人迎接的东西，这个客邪。说起来陈无择写了，有三大类。内因、外因、不内外因。不内外因包括外伤、虫毒咬伤之类的，这些不需要去辨，这都不是中医的强项，中医的强项是六淫、七情。

田　原：昨天晚上我思考一个问题。当然脉图呀古方呀，这些都是中医必须要学的，中医最根本的源头在于理论上的认知，您怎么形成自己的理论？

张为民：一个一个从案例里面形成的，你就会想里面的道理。治病最后的目的就是追求五行的平衡。健康是阴阳五行的平衡，病就是不平衡，是外感六淫的结果。脉图呢，提供辨证的证据，你怎么认证的，证据就在脉图。通过这个就可以看到里面。认定这一证。

田　原：那六腑三焦呢，这些怎么去理解？

张为民：古人在这方面，描述大致也符合，基本能对上号。水液代谢，食物代谢，古人都有论述，中医说的脏不是绝对的一个脏。脏的功能，从功能上分析，从脉上分析，就知道，那个位置，哪一脉反映出来。

六部脉是古人用来反映身体状况的哨兵。我就是这样认为的。

古人是怎么发现哨兵的？这就是脉图这个东西，不是张仲景发现这三条吗，我将其推而广之，积累的脉图知识越来越多，就越发证明是如此。这就成为辨证十分耀眼的拐杖，脉图是中医药创新的途径。

田　原：也是与古人接轨的经典途径。张仲景、张景岳这些大家都很注重脉学吗？

张为民：他们一定知道脉图，但他就不讲出脉图这个概念来。我分析，古人用字是非常精练的，自己花钱刻印，传给后人，不是保守的意思。更重要的是我认为医圣既然没有说，下面的人也不说。我举个例子，我讲了这么多症状，就不说脉图。但我讲的内容其实就把脉图说出来了。

田　原：模糊、中庸的，心照不宣。

张为民：我觉得，古人既然不提这个，这是一个很糟糕的主意，这样后世就开始摸象了，我就不管它三七二十一，我必须把它的定义，内容写出来。这是我的基本想法，我自认为已经说清楚了。

我还跟你讲这个事儿，南阳的医圣祠是日本人花了 18 万修的一个门，一进大门，正地上写了一篇文字，讲了一个故事，讲了张仲景本人有一天在街上遇上一个熟人。张仲景一看，他说老弟，你有点灾难。嘿，你看病的怎么算起命来了，说有什么灾难？大概是过多长时间，你会双眉脱落，到了第二天还是第三天中午就会吐血，暴毙而亡。有什么办法？张仲景说好办，我给你开个方子，五石汤，可这个方没有东西，只有这么一说而已。后来兵荒马乱的，方子掉了，后来真的是暴毙而亡。

我看了这个东西以后，张仲景医术真的高超，但难以理解。刚开始我觉得这故事好像不真实，后来我看到皇甫谧的《针灸甲乙经》，他不是宣扬自己，他宣扬张仲景，在书的前言里宣扬这个事情。这是假的吗。我不敢说这是假的，要说是假的，皇甫谧就是傻的。哎呀，望而知之谓之神，确有其人。你说奇怪不奇怪。

医圣祠的馆长，他跟我姐姐很熟，他弟弟是我姐的学生，我跟姐姐去了，他就领着我参观，我一问他，一般人都不相信，但从这个事来说还不敢不相信，这太离奇了。

后来讲起日本捐款如何如何，这个东西修好了以后，日本还立了一个洋气的碑，日本人来了，这些大都是日本的名家，一到这个院子就五体投地，趴在地上就磕头，他就想不通。这个日本人就磕头。

当时我也激动（哭），这些人从这里得到了多少好处。我想我姐姐，我姐姐那年……（哭）我没机会在医院看她，她就去世了，我没法照顾她。

（长时间沉默）

田　原：说说您的故事吧，从兽医到人医，听说这个过程很周折。

张为民：有个事情让我非常伤感，有些人在兰州工作，在我这儿看病很方便，后来调到外地了，又得了什么病，想找到能看病的大夫很难。有的甚至还从深圳赶回来找我看，我就觉得这个小病在那边都没人会看，这个问题很可悲。

有个老太太的侄女，后来工作了，孩子动不动发烧什么的，怎么治都治不好，怎么搞的？在上海电话里打过来给我，就哭哭啼啼的，这么点事儿。

田　原：中医药大学里教的还是比较全，比较真，只是中医失去了临床的阵地，同学们没有中医实习基地，不能把知识和临床结合。最后因为看不来病，挣不了钱而放弃中医。

张夫人：1989 年，他考了行医资格证，退休以后，开了这个脉图疑难病治疗研究所，当时病人就问，能治什么病？当时卫生局要求诊所门面面积不能小于 40 平方，我租不起，我又不是为了挣钱。所以我们的情况半合法，半不合法。我们就想治点别人治不了的病。

8. 疾病就像迷宫，钥匙就在脉图

田　原：您的身体怎样啊？你们夫妻都这个年纪了。

张为民：这都是在我有把握的范围之内，不会让它形成祸害，这就叫艺高人胆大，一点儿不假。比如我的冠心病非常严重，到什么程度？躺在床上心跳才缓和，跳个两三下就停一下。双手往头顶上举一下，身体又不合适。只能躺着看电视，那时候 48 岁。就是我母亲去世。（哭）惊叹如心。突然知道母亲去世了，我哭都没哭出声来。母亲走的时候 90 岁。

我得了这个病，他们就叫我住院。我问大夫治不治得好，大夫笑了笑说，这个病全世界都治不好。住院是为了抢救方便，我说我要治好，实际上我这个能耐能不能治好？我没有把握。但我相信，无论如何都有办法，没有办法是你没找到。

后来果然验证对了，当年就治好了。就吃自己的中药。治疗心脏的 1 号药就是那个时候产生的。现在人的生活节奏快，熬药是做不到的，这就没法吃药。这个是我从我自己身上体会的，我吃心脏 1 号，它本来是个汤药，我把它配成散药，随时可以吃，我出差，几分钟就可以完成任务。

田　原：心脏 1 号里有多少味药？

张为民：不到 20 味。不是经方。在治心脏病的系列里，一个证，一个脉图，一个脉证方药链，它就形成系列了，心脏有四五十个号，不同的证就吃不同的药，有痰阻的，气虚的，有各种各样的，配好的药放在箱子里，到时候取药就行了

比如那个老太太昨天还说，本来用着挺好使，但昨天说你的药不顶事了，躺着我给她摸脉，吃肝 28，肝 28 是什么？柴胡清肝汤，这是《医宗金鉴》第二条的方子。

田　原：总共开发了多少个号？

张为民：肝脏三十来个，心脏有四十来个，胃病七十多个，皮肤病 19 个。

（参观张老师的药房和药剂）

田　原：这些，是胃 1，胃 2，胃 3，胃 4……都是加工好的粉剂了。

张夫人：恩，这些都是慢性病，一般要吃到几个月，癌症要吃 3～5 年。

田　原：这粉剂贵不贵？

张夫人：平均最低 18 块，最高的我不卖了。因为没办法，那一年治一个肺癌，那病人活了 3 年，我买最便宜的，最次的，都花了 14 万。我和他的退休工资都花光了。

田　原：要收费吗？

张夫人：肯定要收一些。以前这二三十年都是义务看病，1993 年以后开始，因为药价的变数大了，可能就要赔钱。我这个是真药，也是好药。

张为民：这里有几百个方子，常见的，类风湿，痹症什么的，都有。对

于平常的疾病，我儿子能搞定百分之七八十。这个本子五六年了，重症的就记，一般的就在本上记一笔。通过大量的病例形成脑袋这脉图，这就是脉图的价值。各种各样的疑难病症，绝症，我就不信这个邪。这就是我的基本观点。

张夫人：他喜欢啊，就只有我弄。我写，他不写，每个患者都要写。

田　原：病就像迷宫一样啊。

张为民：对，这迷宫的钥匙就在脉图，脉图就能说明一切。不吃药就不行，它不是顶一时之效，它的病根还在。

简单说一个感觉，太阳、少阳合病。少阳胆经和太阳膀胱经，这和血相连，怎么都不得解。长期的结果就是必然长东西，这会影响到三个方面，都是西医的检查反馈出来的。一个是脑垂体的增生。年纪轻的话就会成为巨人症。中年人骨头长死了，生长素过剩不会成为巨人症，出现肢体末端膨大症。包括我也有一点。这是第一个，第二个会影响到心脏供血，第三个会出现糖尿病。因为胰腺属少阳。

田　原：张老师，我们要去赶飞机，时间快来不及了。今天的谈话远没有结束，您二老保重身体，咱们下回再续……

张为民：谢谢，辛苦你们了！

"跨界"中医之作

《现代人看中医：趣谈中医药及全息》精粹

编者按：

2014年7月，《现代人看中医：趣谈中医药及全息》出版。编者力邀田原老师作为本书总策划。

这是一本气场独特的书，邓铁涛、朱良春等六位国医大师、中医界的重量级人物，为本书题词。出版后即引起热烈反响，受到多家媒体关注（如凤凰卫视《开卷八分钟》等）。读者反馈不断。

本书由中医学、物理学、统计学、经济学等多个领域的精英人士，"跨界"编写、审读。本书在某种程度上，赋予中医一种全球视角。

有一本研究报告的书名：《跨界改变中国：跨界》。

与其说是"跨界"，莫不如说，现代人的思维，正逐步回归古人的传统思维方式：整体、立体、多维。

中医究竟是什么？是一个太过庞大的问题。随着越来越多"跨界"精英们，沉醉于古老的中医魅力，从不同切口，触摸中医脉络，他们心中、眼中、口中的中医，也让现代人看到，中医之"发生"，涵纳了天文学、地磁学、物理学、人类学乃至数学等诸多现代学科知识。

中医，是"打开传统文化宝库的金钥匙"，也是留给后人的，人类智慧发展巅峰的文化"全息胚"。

所以这期的《中医人沙龙》，我们特设"读而知之"栏目，精选《现代人看中医》一书中的266条精粹，与大家分享。

人类到了今天，面临越来越复杂的环境。一个是生存的环境，一个是人体的健康。可以说每个人都有这样那样的病。如何来看这些病。而中医中药我相信每一个华人在自己的生活经验当中，都会有所体验，但是我们真的了解中医吗？我觉得我是不了解的，看了这本书对我有帮助。

作者这样说：中医是最典型的"私人定制"，一个人一个方，非常个性化，代表了本世纪医疗服务的潮流。这本书是由中国医药科技出版社在今年出版。全书分为两个部分，第一个部分就是上篇，偏重理论，专门对专家学者喜好研读理论的口味，下篇偏重实用，是专门为平民百姓只图求医问药的需求。全书是力求雅俗共赏。

那么作者是谁呢？虽然作者署名是曹军和冯清，但实际上它是一个团队，不仅是两个人。这个团队本身也很有意思，包括了一些什么样的专家呢？有中药学、中医学、西医学、统计学、经济学、物理学、传媒学等等，背景很丰富。就是这样一个具有各种学术背景的作者队伍，一起写成了这样的一本书。

这本书我觉得对我来说，我相信也可能对我们其他读者来说，就是对于在21世纪，我们如何来看待中医，中医到底是怎么回事。这本书里面有些新的说法是很有意思的。

每一个关心自己身体健康，或者是关心家人健康的朋友们，特别是对于中医理论有兴趣的朋友，不妨看一看这本通俗易懂，但是同时又能够深入浅出的书，关键就是"现代人看中医"，不是古代人看中医。而且特别是第二个部分，用了很多老百姓一看就明白的中医道理和中药。

—— 何亮亮（香港著名媒体人，凤凰卫视评论员）

国医大师题词

国医大师邓铁涛（98 岁）：

中医科学吗？这个问题已争论近百多年！若按"实践是检验真理的唯一标准"来判断，世界卫生组织对从来未见过的疫症"SARS"的救治，已承认中医的疗效优势。但今年还有某些人发动"告别中医"的活动，签名的只有百多人！最近又有人在上海召开"反中医大会"，其实只是几十人的小会，但这说明民族虚无主义思想仍有市场，说明中医科普工作仍很重要。本书之出版正填补这一空白，这是值得广大读者一读的好书。

国医大师朱良春（97 岁）：

曹军、冯清二位专家编著之《现代人看中医：趣谈中医药及全息》一书，是我近日看到最佳的一本公正、客观评价中西医真谛的书，普及中医老少咸宜的好书，言之有理，言必有据，以理服人，图文并茂，中西医长短优劣之争，读后当可释然矣！

作者在跋中指出："任何人都不应当代表科学，宣布终极真理。""科学本身就是在不断地用新的假设，代替旧假设的过程中发展起来的。""因此科学可以挑战，当今的科学论述更不是最终的权威。"这说得太好了，所以我建议中医、西医，以及关心中西医学发展的人士，都应该认真的阅读一下，收获必大，开卷有益，信不诬也！我衷心祝贺本书发行后，必将不胫而走，造福人类健康，功德无量也！

国医大师路志正（94 岁）：

寸有所长，尺有所短。用简洁通俗的语言，适当的比喻将中医防病治病的医理介绍给广大群众，这无疑为人们提供了有用的思路和选择。这是广大人民的福音。

国医大师颜正华（94 岁）：

该书将中医的道理用朴素的语言娓娓讲来，通俗易懂。是一本很好的科普书，推荐阅读。

国医大师金世元（88岁）：

中医素尚争鸣，故能百花齐放，该书多有妙想，值得一读。

国医大师王　琦（71岁）：

近日有幸获曹军及冯清先生所著《现代人看中医》一样书，并邀点评。捧读此书甚感欣喜，该书通过趣谈、比较的方式翻译中医，以使更多的西医、更多的大众了解中医。开篇即道出了中医的哲学性，并剖析了中医、西医两种理论体系之间的差别所在。继以浅显的语言配以生动的画面阐释了中医基础理论的内涵和中药治病的要义，并以具体的病证呼应先前的理论分析。所载全息理论联了经络腧穴学，着重介绍了身体上的全息反射区。全书布局整体与局部有机统一，层次明晰，内容既有科普性又有深刻的中医内涵，颇多启发，由此而引发了一些思考。

冯氏新中医语录 266 条

1. 世界上有一个中国故事讲了几千年，有几千个名人世世代代在不断地宣讲、充实和完善它的版本。这个故事让几乎所有欧美人士好奇，但是很少有人可以弄懂，即便在中国，也有很多人对其真实性表示怀疑，因为这个故事的整个情节和基础都看不见，如气看不见，阴阳看不见、经络看不见、脏象看不见。

然而，所有讲故事的人都坚信它是真的。

2. 这个故事与其他故事不同，她与每一个听故事人的生命相关，按照故事里的话去做，有时可以减轻痛苦，有时甚至可以救命。这个故事现在越发引起国外更多人的关注了，她的名字就叫"中医"。

3. 书试图通过趣谈的方式，通过比较的方式，让更多的西医和普通人了解中医，利用中医治未病，治已病。

4. 凡是解剖系统检查出来的疾病，人们可以去看西医。凡是解剖系统说不清楚的疾病，人们可以去看中医。中医看整体，西医看局部。中医只见森林不见树木，西医只见树木不见森林。

5. 中医完全可以对照西医的解剖图把脏象说明白，只要大家肯把一个传统表述改正过来，即把"肝、心、脾、肺、肾"这五脏的说法，改成"肝、心、脾胰、肺、肾"。

6. 中医的基础理论，讲的都是没有实际形状的事，是形而上的学说。科学讲的都是有形有状的，是形而下的学说。

7. 中医是经验学说，是规律学说，是文化。中医是千百年来，用千百万人的生命总结出来的客观规律。规律是主人，科学是仆人。科学是为解释和总结规律服务的。

8. 哲学与智慧没有形状，所以叫"形而上"，完全依靠人的体会和感悟。科学和知识都有具体形状和内容，所以叫"形而下"。

哲学与科学两者从来就不在一个层面上，就像天上和地上，彼此无法比拟，更不应当厚此薄彼。

9. 科学，从来就不是判定别的学说生死对错的判官。问中医是否科学，如同问一个孩子，"你爸是你儿，还是我儿"一样，本身就是伪命题。

10. 1919 年发生在中国的"五四"新文化运动，有一个后遗症贻害至今，就是科学主义的异化。科学主义只认自然科学。文革是动辄谈革命，如今是动辄谈科学。似乎只有"科学"才有生存的权利。别的都是异端邪说，都有罪，都该死。

11. 有些人比下令烧死捍卫哥白尼学说的布鲁诺的罗马天主教还顽固。他们以自己圈定的自然科学为"法律"，道貌岸然、钦定真伪、裹挟媒体、禁锢思维，排斥其他一切异己学说。他们自己干不了，还不许别人试。这是科学原教旨主义的极端的主张，造孽不浅。

12. 中医是以天、地、人为一体，讨论如何依靠阴阳和五行等客观规律来辨证的生命哲学。这个生命主要指人体生命。科学则旨在研究自然界和人类社会的某一方面或某一领域的运行规律。

13. 从形而上的角度看，中医就像空中美丽的浮云，看着有形，但又模棱两可，如影随形，非高人难以参透。形而上学说的往往是智慧，其灵魂亘古不变。

从形而下的角度看，西医如同地上多姿的流水，形态可见、特性可测、流传有序、边界清晰。但是水也非一成不变，它和云彩一样，也可以被污染和改向。

14. 现代医学本身就有科学的烙印，就包含了中医。中医与西医相辅相成，生命哲学与生命科学相得益彰。中医与西医在这种高层面的结合，将是一幅多么诱人的前景啊。

15. 人有两套生命系统。一套归西医管，另一套归中医管。宇宙万物与人的生命都非常复杂，我们所看到的和所知道的都非常有限，还有许多是我们看不到的和还没有认识的。

16. 打个比方说，宇宙有两种物质，明物质，如星球；暗物质，如灰洞。人类也有明、暗两套生命系统。明物质是建立在尸体上的西医的解剖系统。其中可以看到脏器及血管、淋巴、神经管等连接。暗物质是建立在活体上的中医的经络系统。经与络，如同隐形的高速公路及国道。它们同血管一样，也连接着五脏六腑。

17. 经络就是人的气道。它既可以接受宇宙间的正能量，也可以被负能量打扰。

18. 中医是治未病的正宗。从《黄帝内经》起就有"上工治未病"的说法。
长久以来，中医主要是靠手法调理和"药食同源"来治未病的。不足的是中医的手法调理，容易迁就懒人，属于被动锻炼。

19. 中医治病以经络系统为基础，西医治病以解剖系统为基础。解剖在尸体上完成，经络存在于活体之中。人一咽气，气道就闭合了。

20. 中医一开始就有系统，即按经络系统治病。2000多年前就知道循经刺络（放点小血降温），还有针对经络的砭石按摩、针灸，拔罐和草药等方法和手段。
相比之下，经络系统比解剖系统的历史要久远得多。

21. 虽然中医的经络，至今用常人的肉眼仍然看不见，但循其治病，的确有效。因此，以经络为基础的中医针灸和按摩，为世界卫生组织所承认，并且逐步进入到各国医疗保险公司的报销目录中。

22. 经络不含血管。有的经络遇到血管时，就会平行而行。经络里没有血，也没有水，只有气。针刺经络上的穴位，如果见血，可能是位置稍有偏差，扎到了毛细血管。

23. 中文自古就有血脉相连的说法。古人从不讲血管，可能把血管包括在经络中。人体的气道，即经络，的确与人体的五脏六腑相连接。气通过脏腑可以给血液加压。否则中医不可能通过经络治好脏腑之病。

24. 气可以推动血的运行，到达人体的细枝末节。所以中医惯讲"气血"。如"气为血之帅，血为气之母"。这表明了人体之气来源于血液的气化，故血为气之母。气又反过来推动血液循环，掌握着血流的节奏，故气为血之帅。

25. 在实际生活中，人们都会理解气滞会造成血瘀，也会造成水湿。气滞血瘀、水湿内停等会连累脏腑，可能引起与高血压或冠心病等病症类似的生理反应。

26. 似乎可以这样分工：气道就是经络，人眼看不见的气道，如果出现问题，应当归中医管。其他人眼看得见的"管道"，如血管、呼吸道、淋巴腺、神经网等出现问题，应当归西医管。

27. 其实，中医与西医之间没有根本的对立，他们本应当就是好朋友，互相取长补短，共同为患者服务。

28. 中医擅长调整人体功能性的疾病。中医压根没有器质性病变的概念，都是按功能性的障碍调理。真到了器质性病变，就"无药可治"了。

29. 在实际生活中，多数人都是先得功能性疾病，治疗不好，才转为器质性的。

30. 有人嘲弄，"中医是糊里糊涂治好病"。中医不服，有人反驳"西医是明明白白治死人"，不信你去看太平间的挂牌，个个的死因都写得清清楚楚、明明白白。可惜就是没法治。

31. 中、西医都有误诊，但是功能性疾病的误诊比器质性疾病的误诊对身体伤害小。

32. 西医的体检很先进，而且越来越人性化。但是给出的体检指标没有注明是功能性的，还是器质性的，出现了大量的"指标型"、假性、疑似性患者，如假性糖尿病和冠心病等比比皆是。治疗一段时间，搞不好会弄假成真，一辈子离不开药物。

33. 特别是中国人及亚洲人，几千年以素食为主的习惯已植入基因。面对生活改善后的大量肉食，自然会造成血脂或血糖的指标升高，这需要一、两代人的基因进化才能适应，不应当急于按器质性疾病治疗。

34. 当今在体检指标公布中最缺乏人道的，是对癌症患者的告知。这无异于雪上加霜。癌症本来大都是心情病。通常傻子、老年痴呆、兴奋型精神病患者等，没心没肺，所以几乎不得癌。

坏心情最损伤免疫系统。

35. 将癌症告知患者本人，会徒增心里负担，损伤免疫系统，加速癌细胞的扩散和患者死亡。有的人得了癌，自己不知道，一活就是十年。

很多癌症患者都是精神高度紧张，而被吓死的。

36. 科技越发展，指标越细腻，这类"指标型"假性患者的人数会越多。由于这套定期体检的制度存在投资商机，而且符合许多人总怀疑自己有病的心理暗示，所以很有市场。

37. 体检的目的是发现疾病及时治疗，因此体检中心应当进一步帮助体检者，分清不正常的指标属于功能性还是器质性的。功能性是假的，器质性是真的疾病。

38. 若谈"指标"色变，不区分是因功能性失调引起，还是器质性病变造成，一开始就按器质性疾病治疗，很可能会弄巧成拙。若这些假性患者，先试试中医活血化瘀或用疏肝理气的方法，或许各种指标就会降下来。

39. 通常不注意保养的车爱坏，而且车越修越坏，病越看越多。个人及社会的医保开销也会越来越大，最后大家都会负担不起。

40. 中国文化的传承从来都是民间的传承。对于民间中医应当保护和挖掘，鼓励师承，加强在职培训，建立信用档案，实现传承备案并发放牌照的地方管理制度。

41. 西医与中医，前者是看得见的"手"，后者是看不见的"手"。两手都有用，两手都能治病救人。

42. 在普通人的印象中，西医看微观，中医看宏观。西医只见树木，不见森林；中医只见森林，不谈树木。

43. 西医是局部观，按规程，就是头疼查头，脚痛医脚。中医是整体观，头疼可以医耳、医手、医脚，循行十二经脉，可以远端治疗。

中医与西医，尺有所短，寸有所长，各安天命，相辅相成。

44. 相传周恩来总理有一次在记者招待会上，遭到不友好的西方记者刁难：请问总理先生，你知道中国有多少厕所吗？周总理笑了笑，不假思索地回答：两个，一个男厕所和一个女厕所。

要问西医一共多少种病？其实基因性疾病目前就有两三千种。随着科技的发展，西医的病名数量还会与日俱增。

45. 但是要问中医有多少种疾病？回答会和周总理一样：两种，一种叫虚证，一种叫实证。虚证是内病，即体内阴阳失衡引起的。实证是外病，即宇宙间负能量引起的。

46. 中医有虚证、实证之分。弄不清虚实，你最好别碰补药和泻药。中医的虚实与我们生活中感觉到的虚实没关系。中医的虚证全是内在的，是体内阴阳失衡造成的。实证全是外因引起的。

47. 青少年很少有虚证。人到中年以后身体会发虚。老年人一般都有虚的表现。另外，"久病必虚"，长期生病的人，也必然有虚证。

归根结底，虚证是体质虚弱的表现，多数是由内因引起的身体不适，所以需要进补，"虚则补之"。

48. 中医认为，对实证需要疏泄，所以"实则泻之"。学习中医，要记住虚、实的分类原则。任何一个病证可能是虚证，也可能是实证，更可能是虚实兼有，如体虚之人又招了外邪，就是虚实兼有。

49. 中医的阴、阳、虚、实、寒、热、表、里这八个字，是"八纲辨证"的精髓。

阴阳为总纲，虚实反映了疾病的正邪斗争，寒热反映了疾病的性质，表里反映了疾病的位置。

50. 整个中医都是围绕着虚证或实证展开的，中医就是要解决人体中"虚虚实实"的问题。

51. 其实人体自身就能够消灭所有细菌、病毒和癌细胞。中医的手法和药物只不过帮免疫细胞"多使了把劲"而矣。相比起来，西医就显得保守，为了免责，看不准的病，宁可等死也不敢使劲。

52. 免疫系统是上帝的恩赐。上帝造人，就顺便给人类装上了免疫系统，使人患病后能够不治自愈。相传西医的鼻祖，古希腊医生希波克拉底斯约在公元前 5 世纪就曾经说过："并不是医生治疗了疾病，而是人体自身战胜了疾病"。

53. 人体免疫系统是人体自愈的保证。免疫系统是上帝赐予我们人类宝贵的、万能的"抗生素"、细胞修复剂和天然清道夫。

54. 好的免疫系统主要需要好的蛋白质、好的睡眠、好的心情来保养。人体的免疫系统一旦怠工或罢工，癌症、病毒等病原微生物就会兴风作浪。

55. 中药是复方、多靶点的催化剂。它们的药理功能，是激发人体各种酶及免疫细胞的活性。酶是免疫细胞的催化剂。免疫系统这支人体自身的"抵抗力"，只有被激活才能勇猛战斗。

56. 中医的手法和中药的药理功能，就是要激活人体免疫细胞，让它们充分发挥"主观"能动性，吞噬病原体，搬运体内"垃圾"。

57. 人体的经络与健康和疾病息息相关。中文成语中"息息"就是指丝丝气的流动，形容两者靠得紧密。

58. 按摩人体经络，可以促使血流速度加快，人体会感到发热和神清气爽。气畅会进一步推进血液的流动。

59. 贼风是一种细微之风，来自窗缝或屋檐，对人体有害。贼风溜进人体行走于经络。贼风会与人体经络中的正气相遇、相博弈。正气胜，则人无病。否则各种疾病皆有可能发生。因此不少人反对吹风扇和开空调。

60. 中医有不少有关风与正气的经典的说法，如"治痰先治气，气畅痰自消"，"气有余便是火，气不足便是寒"，"风盛则痒"，"治风先治血，血行风自灭"等等，大道至简，画龙点睛，耐人寻味。

61. 打喷嚏是身体本能的自保反应，既排出毒素，又关闭了进风的经络气道及腠理。中国自古有"夫风生于地，起于青萍之末"的传统说法。风不知不觉，善行数变，无孔不入，为百病之长。

62. 贼风引来如风寒、风热、风湿、风燥等风邪之气，又称歪风邪气。许多中文的表达来自中医。

63. 在人体的气道经络中，的确有几条易进风的穴位，极易引起感冒。如头顶的百会穴，鼻两侧的迎香穴，或肩膀上的肩井穴，脚底的涌泉穴。此外还有肚脐眼的"神阙"穴，还有膝关节的"犊鼻"，肛门及前的"会阴"等都是人体最容易受风的薄弱环节，应当格外呵护。

64. 尤其是肩井，有人一受冷刚想打喷嚏，立即盖住肩井，便可避免感冒。
为了防止贼风混入人体，中国人会世世代代地相传，寒季要注意戴帽、戴口罩、穿坎肩、盖肚子、盖肩膀、穿袜子……就是防止过多的卫气流散。

午睡盖肚子成了中国多数人的习惯。

65. 真正把天地人、把宇宙万物都融合在一起并且真正能发挥作用的是天地，是天地之间"气"的吸引力。这便是万有引力。

此种气及引力虽然都不可见，但是客观存在。

在中国不论是圣人，还是帝王，都要恭恭敬敬地拜天地。

66. 作为刚出生的婴孩，只有当他的"人气"，能够适应"天气的气候"和"大地的节气"的变化，天地这个父母才肯让他活着。四时指春、夏、秋、冬四季。人生下来，能过满岁，就具备了"生命"的资格，所以要庆贺。

67. 一般人感觉到天气影响心情。动、植物感觉到地气影响冬眠和播种。只有学习过中医的人才知道，天气和地气，影响到人的生命和疾病。西医大夫们开始意识到，患有某些疾病的垂危的病人有在特定季节大面积死亡的统计规律。

68. 天气有风、暑、湿、燥、寒五种状态。人生活在气候的变化中。人的肝、心、脾、肺、肾五脏，必然会受到季节和天气的影响，产生应季的疾病。

69. 春季风大，肝风内动，人们个个爱发脾气或患感冒。

夏季暑盛，心火上炎，人们个个容易口舌生疮。

长夏暑湿，暑湿厌食，大夫说谁脾湿都不为过。

秋季天燥，人们个个难免肺燥咳嗽。

冬季阴寒，人们个个难免阳虚肾寒，也容易感冒。

如果留意观察，应季的疾病就这几种。

70. 天地作为父母，允许人类得应季疾病。但是过了季，病仍不见好，那就是真的病了。人若久病不愈，就需要接地气，来解脱疾病。食物和中药都是地气的化身。

71. 地气有直接地气和间接地气之分。直接地气跟着 24 节气走，因此大地从复苏到休眠，有几种状态。人在不同的节气，站在地面上或躺在地面上，都会"招惹"不同的地气。

72. 间接地气是地上的植物结的果实，它们可以慢慢释放地气。果实可以是食物也可以是药物，它们都具有寒、凉、平、温、热，这五个特性（传统中药称为寒、凉、温、热四气），以及酸、苦、甘、辛、咸，这五个味道。

73. 性味归经，会分别进入肝、心、脾、肺、肾五脏，来治疗脏腑之病。不知何时传统中药的"四气"，可改为中药的"五性"，来对应"性味归经"的提法？

74. 总之，天五气按季节轮替，每年都会按季给人五脏带来对应的伤害。因此人体需要经常的手法调理，甚至需要地五气的药食，按性味归经来帮助恢复正常人气。

75. 这里说的就是大的整体观，即天、地、人形成"大气候"的整体观。
中医还有小的整体观，即人体自身五脏六腑形成"小气候"的整体观。中医小的整体观说的是五脏六腑的整体运行。

76. 中医大夫最常用的是望诊中的舌诊。中医有"舌为心之苗"，"舌为脾之外候"的说法，舌头最能反映心及脾胃气血的强弱。

77. 人们每天早上刷牙的时候，可以顺便照镜子看看自己的舌苔。
整个舌头等分三个部分，舌尖部分代表上焦，舌中部分代表中焦，舌后部代表下焦。舌诊主要看心与脾的状态。

78. 切诊，脉搏在左右手，拇指下掌纹的三指位置，从上到下以"寸、关、尺"为代表。左寸部代表心经与小肠，左关部代表肝和胆，左尺部代表膀胱和左肾。右寸部代表肺经与大肠，右关部代表脾和胃，右尺部代表右肾或称为命门。

79. 肝在左手，肺在右手，左升右降。寸关尺，正好分别代表人的上焦、中焦和下焦。左右寸的脉搏反应的脏器正好是心和肺。

80. 二十八脉象的歌诀："浮沉迟数、洪细濡弦，虚实滑涩、结代紧缓，长短微芤、革牢弱散，伏动促疾、兼脉多见。"

81. 一般来说，脉都是两种脉象在一起，称为兼脉，如感冒初期的脉又浮又快。

如果能够较熟练地掌握"浮、沉、迟、数、虚、实、滑、涩"就基本可以判断大致的病况。

82. 问诊，常见十问歌诀："一问寒热二问汗，三问头身四问便，五问饮食六胸腹，七聋八渴俱当辨，九问旧病十问因，再兼服药参机变，妇女需问经带产，小儿痘疹是否见。"问诊只能做参考，因为其中大都是患者的主观感觉。

真正的好中医应当四诊皆用，缺一不可。

83. 中医基础理论的整体观：一论、二说、三宝、四态、五脏、六腑。

具体解释是："气的一元论"，"阴阳和五行两个学说"，"精、气、神三宝"，"气、血、津、液四态"，"肝、心、脾、肺、肾五脏"，"胆、小肠、胃、大肠、膀胱、三焦这六腑"，以及按照中医的系统来介绍脏腑之间的关系。

84. 其实整个中医理论都是建立在气的基础之上，就连英文都把 QI（气的汉语拼音）作为单词收录了。

85. 科学可以证明，人体的气客观存在，是构成核糖核酸、DNA、蛋白质和细胞这几类物质的基础。气是人体中的最小物质，它构成了人体的健康和疾病。因此，"气的一元论"是中医理论的基础。"气"是中医的基础词汇。

86. 古人认为气是物质的本源，人由天气和地气合成。《黄帝内经》曰："天地合气，命之曰人"。

87. 其实，气是比细胞、比核糖核酸还小的物质，是看不见的分子。
它不仅构成了人，还构成了世间万物。

88. 气有味道和颜色，如酒香、桔香等气味都是人类看不见，但能闻到的分子颗粒。呼吸道病毒也是气体分子。天上的寒气让人打喷嚏，地下的寒气让人关节疼，这都是邪气分子进入人体细胞的连锁反应。还有雾霾、汽车尾气、炒菜油烟、装修甲醛等，都是以气的形式进入细胞，引起癌变的。

89. 气化是中医的专有名词。古人在气化过程中，用精气作为过渡，提出"精生髓，髓生血"，"血载气，血藏气"，因此气血同源，精血同源。

90. 中医认为，人体之气有五个功能：推动、固摄、气化、温煦和保卫。推动是气流促进血流；固摄是要控制血液流于脉中，而不溢出脉外。

91. 气化是让血变成气；温煦是让血中的养分，以气的形式笼罩营养全身的细胞；保卫是身体的正气抵御体外的邪气入侵。

92. 说到底，气化描述了精气在三焦中，形成气、血、津、液等的各种物态变化。只不过古人用"气化"一词，代替了体内实际发生的气化与流化两种形态的转换过程。

93. 人体之气有四种成分：元气、宗气、营气和卫气。

94. 元气是先天之精气，寄存于肾中，是爹妈给的，越用越少。
宗气和营气都是后天之精气，是水谷和空气之精华，宗气聚集在胸腔中，营气行走于脉中，宗气和营气都可以补充元气的消耗。
卫气行于脉外，游离于皮下，是与歪风邪气打仗的部队。

95. 病灶细分到底也是气，即病气和毒气。疾病的产生，起源于大自然中各种气体的交换。卫气没有防止住邪气的入侵，细胞受到伤害。细胞生病，人就生病了。

96. 人体每一个细胞都是活的，它们呼出废气二氧化碳，吸进新鲜氧气，也会吸入病气，放出生病的气味。这才有了身体上臊、焦、香、腥、腐的不同气味，对应反映肝、心、脾、肺、肾五脏的不同疾病。

如身体散出臊味，一定是肝脏有病，以此等等可以类推五脏。

97. 世界顶级高能物理学家、顶夸克的发现者，美国费米实验室的学科权威之一叶恭平博士，是专门在高能加速器里认识世界的科学家。他使用的加速器是世界上最先进的，能够看到世界上最微小的物质，如夸克。

98. 他比喻说，现代医学对人体的认识太显粗糙。他们就像在一个古城堡里，点燃一根蜡烛，看周围的事物。他们看到的蛋白质和酶都十分有限。不能说完全地在盲人摸象，但也差不多。

99. 气是分子的释放，不仅人类有气，就连大理石和水泥也有气。只要有味道，就证明其中有气存在。从物理学角度看，天、地、人本来就是一个整体的。由原子构成的人生存在着轮回，只是不同的物质形式罢了。

100. 在高能加速器中，"基本粒子"其实都是肉眼看不到、微乎其微的"气"态。气是空的，所以叫空气。"空即是色，色即是空"，不仅是佛家的禅语，也是物理学家看到的事实。

101. 中医没有病灶的说法，直接就叫病气。病气在中医统称邪气。精气是正气。学中医关键要弄清楚气的分别，以及气道经络的走向。人体阴阳平衡，经络通畅，正气就充足，邪气就进不来。这就是《黄帝内经》讲的："正气存内邪不可干，邪气所凑其气必虚"。
中医的目的就是要扶正祛邪。

102. 每个人体内的正气决定了同样的环境下，他是否生病。
中医珍视人体正气，认为饮食寒凉，或过多洗浴，以及多言或多动，都容易伤正气。中医相信意念可以聚正气。特别是道医，可以发功治病。中医相信精神对物质存在反作用。

103. 过度的、不良的情绪会伤气，由气伤身。情绪中的怒、喜、思、悲、恐，分别影响到五脏之气的平衡。

104. 物理学认为，气是能量，能量产生波。波的震荡衍生出味道和颜色。这就是"气的一元论"。

105. "古之善医者，上医医国，中医医人，下医医病"。古时候好的宰相都懂中医，正所谓"大圣通医"。

中国的中学教材也应当加入中医基础的内容。

106. 中医的阴阳学说不是规律，是客观的状态。

阴阳对立存在，对立统一。阴阳是一种归类方法，每类事物都内含着共同的属性。如静与动，女人与男人，黑夜与白天等。阴阳的叫法只是符号，提一个字就代表一类事物，引起对同类的联想。

107. 中医的五行学说不是封建迷信，是客观规律的整合。

中国古人认为，宇宙由木、火、土、金、水这五种基本元素构成。这五种元素之间存在着相生相克的规律和"运行"关系。人的五脏之间，同样存在相同的运行规律和依附关系，所以取名五行。

108. 五行的正确记法，就是由木、火、土、金、水这个顺序去展开。

如果一张口就是金、木、水、火、土，那说明此人是修道的，中医五行功课没有学好。中医的五行彼此相关，相生相克。

109. 中医发现肝、心、脾、肺、肾五脏之间，存在着与木、火、土、金、水五种材质一样的、相生相克和相乘相侮的依附关系和运行规律。

110. 生与克很好理解，乘与侮比较陌生。乘表示克大发了，侮表示反仆为主了。中医的相生相克是常态，表示制衡。相乘相侮是病态，表示失衡。

111. 相乘，表明了中医认为病传染的方向，就是沿着克的方向。中医不说传染，称之为"传变"。如医圣张仲景的名言："见肝之病，知肝传脾，当先实脾。" 这里指的是，按照五行木可以克土，肝木有病会"乘"脾土。这里的"实"，不是虚实的实，而是要在脾脏先筑一道实在防火墙，防止肝病对脾的侵害。

此话是中医"治未病"的经典例子，经常被引用，值得牢记。

112. 熟记了五行你就是中医。

中医的五行学说，言简意赅，高度概括了人与自然的协调规律，记住了会终身受用。为了便于背诵，我们特编了五行歌诀。

113. 中医的"精"凝聚了人体的精华，应当比精子和卵子还小，还浓缩，接近雾状，更像是气，故称为精气。精气构成并濡养了精子和卵子，繁衍了人类。精气还濡养了全身的细胞，构成神气。

114. 故传统中医习惯以精为代表，阐述理论；以气、血、津、液为形态，解释各种功能和作用。从某种意义上看，中医的"精"，如同物理学中的"重心"，用一个点就可以代表人体的整体质量。

115. 中医没有胰脏，也没有十二指肠等肠类的细分。也许由于古人们没有认真解剖，他们大致看到脾与胃连接，觉得脾的形状很像心脏、肝脏等实体脏器，就把胃当成食物过度的腑，把脾当成运化食物和水的脏器了。这样，无形中把我们身体中，那个帮助食物消化吸收的胰脏以及十二指肠都牺牲掉了。

116. 中文有"肝胆相照"。肝与胆本来就靠在一起。中医有脾胃不合，脾与胃八竿子打不着，应当是"胰胃不合"。胰脏与胃还靠边，它们贴在一起，都主消化。西医的脾是免疫器官，与中医定义"脾主运化"的功能，驴唇不对马嘴，让西医感到中医在睁着眼睛胡说，很没面子。

117. 这个严重错误，首先是被清朝的名医王清任发现的。王清任通过他静悄悄地人体解剖，找到了胰脏，并在他的《医林改错》中画出了与西医解剖图一样的胰脏形状，称之为脾。

可惜当时的中医界对王清任的改正，没有引起足够的重视。

118. 中、西医除了对脾的认识大相径庭外，对于其余四脏单体功能的看法大同小异。如果中医界都同意接受"脾"就是"脾胰"的说法，那么中医老师在讲授中医基础时，就可以对照西医的解剖图，来解释中医的脏腑，做到一图各表，西为中用。从而把中医的五脏具象化，不必再躲躲闪闪，好像中医的脏腑都是虚拟的。

119. 长期以来，正是因为中医的脾的功能，与解剖系统脾的功能南辕北辙，才引起众人对整个中医是否具有科学性表示怀疑。

120. 现在学习中医的人感到很分裂。都 21 世纪了，什么都看见了，可是有的中医老师们仍然强调说"中医的五脏是脏象不是脏器，与西医的五脏没关系，学中医时要忘记西医"。

但是不论是学生理解五脏，还是医生向病人解释五脏，大家又都不约而同地借用西医解剖图，来使脏象具形化。其实大家心里的五脏既是脏象，也是脏器。

121. 中医教材中的"脾"应该改名为"脾胰"。

当然，今天若把人体解剖图的名称重新修订，将胰改成脾，将脾改成胰，也可以一劳永逸地为中医的"脾"沉冤昭雪。但阻力会很大，西医们很难答应，也很难改口。

122. 目前，还有一个亡羊补牢的补救措施，就是把中医的肝、心、脾、肺、肾，改写成肝、心、"脾胰"（听起来差不多还是脾）、肺、肾去编入教材，流传开来。这样我们把"脾胰"合在一起念，可以让主运化的脾，在胰的脏器上具形。

123. 最起码，我们应当在中医教材或普及书籍中对此专做说明。之后人们仍然可以把脾胰称为脾，就像我们在物理中讲的电流方向一样，其实方向是错误的，它与实际电子运动方向相反。但大家习惯了，也只好约定俗成，将错就错了。

124. 长久以来，中医讲脏象，不讲脏器。因此从不指明五脏六腑的位置、形状、结构和生理组织。此种讲法，在今天的信息化年代，还想延续，是绝对不可能的。若想普及中医，就必须既讲脏象又讲脏器。

125. 心平气和地说，西医对脏器功能的解释，比起中医，要浅显许多，且缺乏整体观念。中医的脏象包含了全息学的要素，很有前瞻性。

126. 中医认为，五脏密不可分，每个"脏器"的功能都会影响到其他脏腑，乃至殃及或惠及全身。

127. 中医五脏的主要功能有：

肝主疏泄，主全身气机的疏泄，即气的升降出入。另外肝负责排毒，藏血和藏魂。气为血之帅，肝气不舒，或者会导致肝阳上亢，造成高血压；或者会导致肝气郁结，造成月经不调和乳房胀痛。

128. 心主神明（思考）、主藏神、主血（即血的流动，提供全身的血压）。人的精神恍惚，甚至精神病，都可以通过看中医吃中药得到改善。

129. 脾主运化。脾主全身水与谷的运输消化。脾主统血（统领血的固摄）；另外"脾为后天之本"，"脾为气血生化之源"，"诸湿肿满皆属于脾"，"脾为生痰之源，肺为储痰之器"，这些经典的说法表明了，脾不仅可以生对人体好的"气血"，如它的运化失常，还可以生坏的"痰湿"。

130. 肺主气。肺为一身之华盖，朝百脉，司呼吸，负责提供新鲜氧气。另外肺为水之上源，负责通调水道。肺属金，肾属水，金生水，故肺为水之上源。

空气的水分会被肺吸收。肺燥会引起咳嗽。肺通过宣发的功能，把水谷之精微疏布到全身；同时把废液宣发成汗，或者肃降成尿，排出体外。

131. 肾主水。"肾为先天之本"。肾主藏精纳气，精生髓，髓生血（这里与西医的骨髓生血一致）。肾的气是水谷之精气，不是氧气。氧气是有形之气，精气是无形之气。肾主排水和生殖。肾负责水的过滤，取之精华弃之糟粕。

132. 无论男女，左肾都为元阴，右肾都为元阳。

左、右肾如同两只锅炉，左肾负责提供全身的阴液，右肾负责提供全身的阳气（精气）。阴有形，阳无形。阳有热力，可以传递做功。所以中医有"肾为水火之脏，主一身之阴阳"的说法。

阳气不足，则阳具不举，故肾阳虚的人会阳痿。右肾又常被称为命门，是生命之门的简称。

133. 中医在五脏中，对于脾、肝、肾三脏的功能格外看重。

尤其是对于女性，如果她们长年注意，月经前疏肝、月经中健脾、月经后养肾，一定会减少如痛经等很多不适，还能保持年轻健康。

134. 中医的经络气道有固定走向。

中医的脏与腑，有固定的搭配，如肝与胆，心与小肠，肾与膀胱，肺与大肠，脾与胃。前者为脏后者为腑，五脏对五腑。然而中国人都说"五脏六腑"，没有说五脏五腑的。另外的一个腑就是三焦。

135. 中医脏腑之间的配对，从西医解剖图上看，完全没有道理。这种配对完全是人体气道经络循行的结果。如作为脏的心与作为腑的小肠，在解剖上没有"血缘"连带关系，但是人体的气道经络却把它们联系在一起了。有时心脏病重，不便处理，治疗小肠对心脏也会产生积极的影响。

136. 中医脏腑的说法，体现了中医的整体观。脏若有毛病，一定会影响到与其配对的腑。脏与腑同病相怜，唇亡齿寒。所以对腑进行治疗，一定会改善相对应的脏器。

137. 中医的子午流注。

气血的经络循行是客观的，途经脏腑的固定配对也是客观的，这如同人的生理周期和心理周期，不以人的意志为转移。

138. 气血从夜里 23 点起，流注胆经，凌晨 1 点流注肝经，然后是肺经、大肠经、胃经、脾经、心经、小肠经、膀胱经、肾经、心包经，最后于 21 点流注三焦经。

139. 其中每两个小时换一个经，并且一个脏接一个腑，一个腑接一个脏，从不乱套，永远固定搭配。

140. 中文的"子午"表示时间。每两个小时为一个时辰。一天 12 个时辰，气血正好在身体内相对应的脏腑循环、流注一圈。每个时辰因气血的注入相对应脏腑，会活跃一条经脉。在该时辰中用扎针、吃药的方法治疗该经的病证，叫因势利导，其效果要好得多。

141. 早上 5～7 时流注大肠经，此时排大便比较容易。早上 7～11 时流经脾胃，此时营养吸收充分，有利人类在恶劣环境下，为生存储存脂肪。在此段时间内进食，身体容易吸收，也容易长胖。想减肥的人应当注意进食量。

142. 以上就是著名的"子午流注"，记录了气血在十二条经脉中的循环顺序。

脏与腑的固定配对，因为循行而形成。为何如此搭配？完全没有道理，纯属是客观存在，人体就是这么生成的。

143. 对于流注和搭配，西医解剖系统虽然无法认证，但是他们也承认，不同的疾病爆发和死亡，与时间和季节有明显的相关性。子午流注客观存在，是自然规律，将来的科学可以证明。

144. 有一个子午流注顺口溜可以帮助记忆：肺大胃脾心小肠，膀肾包焦胆肝藏。从肺开始，表示从凌晨 3 点开始进入计数循环。

最后"藏"字只是为了押韵，没有意义。

145. 道医使得中华医学有了长足的发展。道医以《道德经》、《黄帝内经》和阴阳五行为理论基础，讲究形神兼治。道医也擅长针灸、用药、气功、导引，但也继承了巫医部分的符箓、咒语和祝由等旨在解决灵魂层面问题的内容。

146. 僧医信奉同样的中医理论，但重在治心，认为"万病皆由心生"。他们更相信医治病人的心灵是重中之重，有时甚至可以收获不医自愈的奇效，特别是对癌症病人。对此西医有很合理的解释：只要人们的心情好，睡眠好，人的免疫系统就会恢复战斗，疾病有可能不医自愈。

147. 儒医使得中医成为系统。为了便于百姓理解，儒医把中医比作社会，给五脏六腑和中药，都按君、臣、佐、使封了官。儒医以《黄帝内经》和阴阳五行为理论基础，讲究标本兼治。他们承前启后，奠定了中医的整体框架。

148. 受儒医的影响，当代中医的理、法、方、药等基本内容，还是聚焦在对病人身体的医治上。表面上看，儒、释、道三医所长，好像正对人的"身、心、灵"三个层面。其实这正是当代主流中医，应当深入挖掘的三个方向。

149. 严格地讲，中医是儒、释、道三家医学，加上各民族如藏、苗、蒙、回等的民族医学，这才构成真正意义上的中医。中医是中华民族及各门各派医学精华的总和。中医在全球的标准英文名称是：TCM（Traditional Chinese Medicine）翻译过来是：传统中国医学，简称中医。

150. 中医讲究"平衡"，即保持体内的阴阳平衡。西医讲究"对抗"，即用抗生素消灭病原体，或者手术切除，或者置换新的器官。中医把病分成两大类：虚证和实证。中药自然也就分成两大类：补药和泻药（攻邪药）。万变不离其宗，"虚则补其母"，"实则泻其子"。

151. 中药的治病机理是"接地气"，是真正意义上的接地气。天有万病，地必有万药，有病必有药治。天地人是合一的，不是分离的。中医认为所有食物都有药性，如五谷杂粮、五畜、五禽、五蔬等等。

152. 中医还认为所有的药物，经过中医称为"炮制"的处置之后都可以食用。吃中药就是接地气，药食同源，它们都是地气的果实和化身，分别因它们本身包含着寒、凉、平、温、热五性，以及酸、苦、甘、辛、咸五味，按性味归经，进入到肝、心、脾、肺、肾五脏之中，实现补虚或泻邪。

153. 因此，中药中必然包括"补"的营养要素，以及"泻"的治病要素。中药的治病机理，是通过补或泻，保持整个身体，保持各个脏腑自身的阴阳平衡，及动态的阴平阳秘。总之中药的治病机理，符合中医天地人合一的整体观。

154. 所有食物中的营养素最终要进入到人体的细胞。实际上进入到细胞的，不只有营养素，还有污染物的元素、致病的元素。这些元素非常之小，小到我们的肉眼根本看不见。所有这些致病元素的最终物质形态，都会从固态、液态、气态，变成更小的气态。它们在细胞里组合，成为病气。

病气多来自于有毒物质，邪气多来自于天气变化。

155. 西医手术、化疗、放疗是治疗癌症最广泛的方法。但是放疗和化疗对于人体的免疫系统伤害太大。一般来说，免疫细胞的恢复比不上癌细胞的生长。往往是越治免疫力越差，病情越严重。中医的治法有清热解毒、以毒攻毒、扶正祛邪。其实对于癌症的治疗，应当是复合的。除了西医手术，还可用中医的艾灸来驱邪，辅之以病人的气功锻炼和修心养性。

156. 药食同源本身就包含了营养要素和治病要素两层意思，其中主要是指中药。中药指在中医理论指导下使用的药物，不论产地，也不论是天然还是合成。一般来说，中药的材料成分都是采自天然的植物、动物和矿物，也有少量的丹剂采自化学合成。由于我们的食物来自天然，中药也是来自天然，所以才有"药食同源"的说法。

157. 几乎所有中药图谱上的药物都可以对证进食。几乎所有食物都有药性，因此药食同源，天经地义，不是人为编造出来的概念。不论你想食补还是药补，补对了虚处都会有效。

158. 实际上不论中国人还是外国人，从自己会吃饭的那天起，每顿饭都在不自觉地"吃药"。起码所有的食物都含有西药的维生素和矿物质嘛。只不过食补更天然，没有化学的添加剂和粘合剂。随着养生保健知识的普及，更多的人选择了以"食补"代替"药补"的方法。这是一种明智的选择。

159. 在中国的电视养生节目中，基本上活跃着两类人群：一类是西医的营养师，另一类是中医的医生。在人数上，中医师比西医营养师要多一些，因为中药学的调理与治疗，远比西医营养学的养生与预防，所涉猎的范围更加广泛。

160. 这两类人之所以活跃，端的都是"药食同源"这碗饭。他们都从不同的角度证明，营养素与治病要素的确同时存在于食物中，世界存在着药食同源。中医历来对此的认识比西医深刻。

161. 中药好，好就好在一旦对证下药，不仅能减轻病症，而且可顺便改善人体的免疫系统、内分泌系统和神经系统，从而带来人体系统的整体改善。

人们发现，在中医的手法治疗或中药药物治疗之后，这三个系统的改善通常是同时的、整体的、不知不觉的。目前的科学手段尚无法解释其原因。

162. 中药的"对号入座"，不像西药在产品说明书上描述的那样简单明了，有的放矢。一种西药针对一种病，直来直去。人们走进中药，就如同走进了一座同时有几个出口的迷宫，靶向不明确。虽然都能走出去，但有的路径长，有的路径短，需要"仙人指路"。

163. 中药的每一味药，本身都具有多靶点、多指向的特性，所以中药可以实现"同病异治"、"异病同治"、"内病外治"、"外病内治"等治疗的方式。如果说中医是一门艺术，一点都不夸张。

164. 中药漫山遍野，唾手可得，没有西药那么神秘。

中药也有特异性，但这个特异通常可以顾及两种以上的疾病特征。几乎每一味中药，背后都有一堆功效。一把钥匙可以同时开几把锁。如黄芪，既有健脾补气的功效，若加大剂量（如30克），又有术后恢复的功效，还有利尿的功效，以及治疗脱肛、内脏下垂、中风后遗症的功效。

165. 由于中药实践，一上来就是真刀真枪，效果明显，且样本数量特别巨大，样本误差接近总体误差，原则上不存在抽样误差，在统计学上不需要做假设检验，因此中药的可靠性结论容易获得。

加上中药大多数是天然的，人体也是天然的，彼此亲和力强，因此中药出错的小概率事件，比西药也来得低。

166. 天然的中药，比合成的西药，对人体肝、肾的毒副作用，要小了很多。即使药力大的汤药吃多了，至多也就是倒了胃口，养养便会复原。另外人对中药没有依赖症。没有人会终身服用一种中药。

167. 中药方剂的配伍应用，讲究君、臣、佐、使。"佐药"的作用之一就是制约"君药"和"臣药"的毒性。"使药"的作用是调和诸药。中成药是在中药方剂的基础上总结出来的，因此中药的毒副作用较少，不会造成顾此失彼的恶性循环。

168. 这就是为什么越来越多的西方人士，对中医中药情有独钟的原因之一吧。中成药比中草药更保守，因此中成药的安全性相对更高，毒副作用更少。如能"对证下药"，也会产生西药那种药到病除的神奇效应。

169. 中医是典型的"循证医学"。同时它也最符合循证医学重视证据的要求。现代医学中的循证医学出身卑微，开始也不被承认。经过挣扎，后来才成为判断别的医学是否"科学"的判官。

170. 对于有共性的典型病症，中医的老祖宗们经过上千年的千尝万试，以及依据各种病例和证据的记载，把治典型病症的标准药方配制出来，传与后人。其中少部分药方，在今天被制成了中成药。

171. 最具代表性的中医药方，便是汉代医圣张仲景《伤寒论》中的112个药方，后人尊称它们为经方。这112个经方，如同112条"排子枪"，只要症状相符，"撞上枪口"，一打一个准。几千年来，屡试不爽，格外适合"对证下药"。

172. 其实"对证下药"并不难。在日常生活中，很多人都有不去医院，自己对证吃药，治好病的经历。于是才有人敢放话，与其让医生误诊，还不如自己试着吃药呐。

173. 中药与中餐相似，同样的一些佐料，剂量不同，搭配比例不同，"炮制"的火候不同，生成的药效或菜肴的差别会很大。

174. 高明的医家治起病来，很有艺术家的风范，他们摸索总结了"独家"的招数，擅用对方、对药。他们开方配药浓淡相宜，出奇制胜。比如两脏一起补，或者一补一泻。

175. 同时补泻在古方中有先例，如六味地黄丸，六味药三补三泻，相互配合。使之滋补而不留邪，降泄而不伤正，补中有泻，泻中有补，相辅相成，是滋补肾阴的良方。

176. 用古文讲话言简意赅，生动活泼，朗朗上口，激发人们无限的想象力。如"培土生金"、"滋水涵木"、"金水相生"、"益火补土"、"培土制水"、"泻南补北"、"抑木扶土"、"佐金平木"。凡四字真言，都耐人寻味。古人刻字在竹签上，携带不至于太沉。

后来出现了造纸印刷术，人们的废话开始增加了。

177. 中国人有个普遍的误区，一听哪个男的肾虚，就嘎嘎坏笑，认为他肯定是房事办多了。一听说补药，就认为是壮阳药，与"办事"有关。其实每个人，不论男女，都有肾虚。"肾乃先天之本"，人活着就一定在消耗肾精，故中医认为肾无实证。人能活多久，关键要看肾给你存了多少本钱，以及你打算怎么花。

178. 婴孩啼哭来世，不论男女，阳气都最足。此时的阳被称为"元阳"。元阳弥足珍贵，连婴孩的尿都可以治病。老人寿终正寝，笑着离世，是因为最后的阳气已经散尽。阳气散尽前，如同蜡烛熄灭前一样，会突然格外闪亮。人确有"回光返照"，把最后一点阳气聚在一起，留遗嘱交代后事。

179. 人的生死善终，就是肾的元阳走完从实到虚的过程。人生有先天不足，也有后来的消耗，这些都需要依靠脾胃，通过吸收食物或药物中的营养来进行补充。所以中医称"脾胃乃后天之本"，就是要以"后天之精"来补"先天之精"的不足和消耗。

180. 形象地说，身体需要通过脾胃获取精华，再往肾的"户头"里不断地充实"本钱"，来维持生命。值得强调的是，所谓肾主"藏精纳气"，这个气是精气，不是氧气，是温煦整个身体的阳气。

181. 中医发现肾的功能首先是生命源泉。肾决定了这一代和下一代人的生命。由于在中医整体的生理功能中，比西医多了一个活性物质"气"，而且气有不同的形态，热量高的是精气（亦称阳气）。精气的热量在运动中做功交换，赋予了五脏六腑之气以各自的能量。这时就必须要找到产生精气的"气体发生器"。

182. 中医的前辈们发现，肾就是人体的气体发生器。身体的左、右肾，犹如两个锅炉，一个不断地提供液体（津液），一个不断地提供气体（精气）。其中的精气走的是经络系统的通道，津液走的是解剖系统的通道。精气通过肾的"母亲"——肺，将精气疏布全身，保障了人们的活力。

183. 中医的实证很多是因风而起。
故风位列中医常说的六淫，即风、暑、湿、燥、寒、火之首。

184. 一般外感病均以风为先驱。风性善动，起病急，或病情多变、游走不定，多侵犯人体的经络肌表。风邪常与寒、热、燥、湿等其他病邪相杂致病，形成风寒，风热，风湿等不同证候。因此，古人把风邪当作外感致病因素的总称。
现代人有了中医的常识，也会对空调和风扇产生警惕。

185. 令老百姓头疼的是，家家都有药，就不知道该吃哪个。这是由于中成药的说明书设计，有"功能"和"主治"，对于"功能"多数老百姓都看不懂，不适合他们选药。有不少人在家时病了，捧着各种中成药，看着说明书，面对几个"主治"都对路的中成药，也不知道该吃哪个。

186. 老百姓选择治病的中药，只能选择中成药。最好的方法就是记住几类典型的中成药名。如果人们吃药时能顺便知道些治病机理，收获会更大。譬如因颈背疼痛，大夫给你开同仁堂或其他厂家中成药愈风宁心片，你若发现它治病机理是"活血化瘀"，有心人就会从它能清理血管中的瘀滞，联想到对冠心病、高血压等"三高"病症的治疗。这便是"久病成医"的道理。

187. 人世间的病，用人世间的药，应当都能治好。上天生来就是这么搭配的。心善之人必有善终。因此对于多数善良的老百姓而言，他们没有必死的劫数。有时只要选对一味中药，或者中成药中有一味药对路，病情也会减缓。

188. 因此在选择治病的中成药时，人们不应理会中、西医对病名和药名上叫法的差别，只要症状大部分对上了，便可对证下药。

189. 中医的"上火"非常形象。我们心脏的图像是尖头向下，蜡烛的火苗也像心脏，但尖头向上。新婚之夜，点燃两支蜡烛象征"百年好合"、"心心相印"。中医的心火火苗方向向下，和心脏的尖头一致，叫作"引火归元"，即把心火引入肾脏的"锅炉"中去点火。

所以中医有心为"君火"，肾为"相火"之说。

190. 按照子午流注的时辰，人应当睡"子午觉"，即中午 11 点～13 点，夜里 23 点～凌晨 1 点进入睡眠。中午 11 点，气血流注心经，夜里 23 点气血流注胆经。从凌晨 1 点起开始流注肝经。按照西医的研究，人在睡眠时，大部分血液主要储存在容量大的肝脏中，人的整体血压会大幅度降低，脉搏、呼吸平缓。

这与中医肝藏血的先见之明恰好不谋而合。

191. 便秘是魔鬼。经过广泛宣传，现在不论是老年人，还是青年人，都对便秘提高了警惕。于是有大量的生意人打起了用治"宿便"来赚钱的主意。宿便不是医学名词，是人造的商业靶子。发明一个魔鬼的靶子，就能赚一份打靶的钱。

192. "宿"字在中文中有"隔夜、老资格、有经验"等意思，如宿将、宿儒等。如此解释，隔夜便也就是宿便了。其实，且不谈"因虚便秘"还是"因实便秘"，隔夜排便很正常，完全情有可原，算不得便秘。

193. 中药在服用的时间上没有严格限制。要求三次的，就是早、中、晚。要求两次的，就是早、晚。这点与服用西药一样。对于滋腻补益类的中药，建议饭前空腹服用。对胃肠道有刺激的中药，可以饭后服。

194. 另外有人做过实验，如果按照中医子午流注的规律去服用中药或针灸，在每天 24 小时中的不同时辰，治疗那个时辰当令的脏腑，效果最为显著。此话甚有道理，不妨可以试试。

195. 人体经络上有三百多个穴位，每个穴位相当一味中药。不同的是，人体对穴位的刺激，有双向的自平衡调节机制，缺失的正气会自动补充，多余的正气会自动卸载。人的身体对中药的"刺激"，没有自平衡机制，完全靠中医师对药的知识和经验来把握。

196. 全息是立体的。全息被人类理解，最早得益于全息照相术（Holography）。科学家利用光的干涉原理，将激光衍射应用到摄影上，产生了立体的全息照片。即使把照片"撕碎"了，每一个碎片通过激光都可以还原出原照片的整体模样。

197. 中医的脏象也是全息学的表达。脏象强调人的外表可以显像内部脏器的健康状态。中医坚信"有诸内必形诸外"，内脏有外象，局部有全息。脏象用现代的语言翻译，就是脏器的全息。

198. 不夸张地讲，中医的整体论其实就是天然的全息观、最早的全息观。不论脏象、面相、脉象还是天象，其中的"象"或"相"字，虽写法迥异，音同字不同，但里面都含有全息的意味。

199. "面由心生"。人的眼睛会说话，人的面孔也会传神。常人在四十岁左右会变一次面相，记录前半生的善、恶、悲、喜和所作所为，使得小时候的玩伴见面突感陌生。之后的脸谱会固定下来。

200. 西方医学的奠基人、古希腊医生希波克拉底斯认为："在身体最大部分所存在的，同样也存在于最小部分"。这是最早的人体全息学的假设。

201. 有中外人士发现，人耳朵里的轮廓就像蜷缩着的一个婴孩，于是他们大胆猜想"孩子"的头颅和五官的位置应当与该人的头颅和五官有对应关系。

202. 另外他们注意到，人脚外侧的形状，活似一个人盘坐时的颈椎、胸椎、腰椎和骶椎，于是继续猜想人的脚底上，也应当可以找到五脏六腑的对应关系。

203. 触类旁通，他们猜想手掌也应当一样，也会存在着与脏腑对应的全息反射的区块。想象创造天才。类似这种对全息胚形状的取类比象，进而探讨脏腑对应位置和联系的大胆假设，构成了人体全息学假设的雏形。

204. 中医专家郑明德认为，脏器的病变都会在耳、手、脚的突出部分的对应穴位上得到反映，耳、手、脚是人的缩影，包含了人的全部生物信息和遗传信息。

205. 人体的肢体与五官都是可以用于调理或治疗的全息胚。在全息胚上有人体五脏六腑的全息反射区。通过刺激反射区，可以达到调理五脏六腑的目的，消除功能性的障碍。

206. 中国人将西医的全息医学理论与中医传统理论相结合，实现了理论上的新飞跃。在实践中，中医将传统的按摩、针灸、气功等手法，应用到西医的眼、耳、足的全息图上，使得全息有了实际的治疗意义。这种从理论到实践的完美结合，把人体全息学回收到中医手里。例如耳全息，已经演绎成针灸的耳针疗法，列入中医针灸的教材之中。

207. 中医的手法治疗，是典型的"疼痛治疗"。多数非创伤痛点，反映的是脏腑问题，而不是肌肉问题。所以哪儿痛按摩哪儿，哪儿痛针刺哪儿，真有效果。

传统中医将那些有痛感，但不在经络上的穴位，都称为阿是穴。

208. 阿是穴就是脏腑在肢体上的全息反射点。假如心脏有病，四肢的反射点会格外疼痛。那么，这些痛点究竟应划归于西医全息学的反射区，还是划归于中医经络学的阿是穴？另外，相应的手法治疗应当属于全息学的反射治疗，还是属于经络学的穴位治疗？对于这些问题，很少有人能给出正面的回答。

209. 真正能支持足底按摩的理论基础，是人体全息反射学说和经络学说，这两种学说的"模糊"结合。

210. 如果通过对耳部按摩、足底按摩或手掌按摩的实践，能够摸索出人体全息反射的规律，并且用科学的方法证明人体全息区与脏腑存在着确定的对应关系。那么，我们的人体就不仅存在解剖系统和经络系统这两套生命系统的连接，而且还存在第三套生命系统，即人体全息系统。

这将是一个全新的"世纪发现"，甚至值得诺贝尔奖关注。人们从解剖学、经络学和全息学，这三个系统上看自体，认识会更加全面。

211. 其实全息网同全息元一样，也同样客观存在。犹如中医的气和经络，人们虽然无法看到，但是谁也无法证明它们根本就不存在。借用爱因斯坦的名言：我们永远无法证明什么东西没有。

212. 全息场与全息网不同。人体全息场应当就是气场。气场分自身气场和群体气场。气场还分信息场和能量场。气本身就是能量，能量可以做功。能量运动会释放出生物波，波的震荡衍生出气味和颜色。

213. 如果说中医的精、气、神是物质、能量、信息这宇宙三元素化身的话，精是物质，气是能量，那么神就是气场，而且是全息场。

214. 所以只有用"全息场"的概念，解释中医针灸与按摩的效果，才会更有说服力。在自然界中，也只有场效应，才能产生迅速的物理反应。如磁石板上的铁砂，在板下磁铁运动中，会瞬时按南北极排列。在日常生活中，有人晕血、晕针，触景生情，会马上失控。

215. 疼痛是一种体内的病气汇集后的全息信号，可以反映出几种不同系统的失衡。疼痛信号是一种电磁波，指示人类本能地沿着疼痛的路径去按摩和压迫痛点。

216. 有时人体的疼痛路径及周身的痛点是延续的、有规律的蔓延在整条经脉上。有时人体的疼痛与西医解剖系统的疾病相隔甚远，有时也不走在中医的经脉上，完全是一种疼痛的场效应。只有引进了全息网和全息场的概念，才能自圆其说。

217. 人体全息反射治疗如果见效，所传递的正能量，会立即产生不断放大的场效应，带动其他相关脏腑或系统出现正向的回调。这就是为什么足疗、手疗等中医疗法，可以同时改善人体的免疫系统、神经系统和内分泌系统功能的内在原因。

218. 青霉素被注射到体内，就那么点的剂量，却能产生周身的效果，靠的绝对不是药力，而是信息。更何况一针青霉素里，百分之九十以上都是水。青霉素注射所传载的是信息。理论上讲，只要正能量的信息能形成场的效应，不仅病可以被医治，而且各种邪气和腐败可以被清除。

219. 钱学森院士，从20世纪80年代起，就特别关注人体特异功能的研究。在1982年5月5日他写给中宣部领导的信中曾有这样的表述："以党性保证人体特异功能是真的，不是假的"。钱学森认为，"人体科学也许是比20世纪量子力学、相对论更大的科学革命"。

220. 全息医学是国内外一些学医学的人试图把物理的全息学嫁接在医学上的一种大胆尝试，是一门待完善、常被边缘化，但是非常有前途的新兴学科，可惜只开了个头，文章远没有做完。

221. 全息本身就是全部信息的缩写，是整体论，因此它与中医学有天然的血缘关系。总而言之，站在前辈们的肩膀上，我们在本文中提出了人体全息反射学的主张，旨在丰富全息医学的内容，为后人完善这门学科，尽可能地提供思路。

222. 中医依靠气和经络为人治病，与全息学的立场、观点和方法密切相关。我们相信，一旦人体全息反射学形成完整的学科，走进课堂，将会为中医打开新的视野，为中医的发展带来新的曙光。

223. 中医的穴位来自古代中国人的疼痛摸索。

他们对于身体上的疼痛和不适，会本能地按压某些固定的痛点，以求舒缓。这些痛点就是穴位的雏形。穴位分两大类，无名无姓的和有名有姓的。无名无姓的统称"阿是穴"。任何无名的、针灸或按摩的痛点都是阿是穴。有名有姓的是借用古代天体、方位、地貌、建筑、治疗功效等方面的名称。

224. 作为非中医专业人士，若能掌握 361 个穴位当中的 30 个左右，就足以应对我们常见的突发疾病或不适。其中有 8 个穴位更为重要，也最为常用。中医称之为八总穴，值得每一个人熟记。

225. 它们是足三里穴、委中穴、列缺穴、合谷穴、内关穴、三阴交穴、环跳穴以及阳陵泉穴。为了便于记忆，我们在此抄录其歌诀，即"肚腹三里留，腰背委中求，头项寻列缺，面口合谷收。心胸取内关，小腹三阴谋，坐骨刺环跳，腿痛阳陵透。"

226. 普通人若能熟练、准确地掌握八总穴，你便可以减缓 80% 的身体不适，应对许多突发事件。肚脐眼以上部位的不适，如胃痛，按足三里穴；腰背不适，按委中穴；头与脖子不适，按列缺穴；脸和嘴，包括牙齿的不适，按合谷穴；心与胸的不适，如胸口痛，按内关穴；小腹，肚脐眼以下部位的不适，如女子的子宫，按三阴交穴；坐骨神经疼痛，按环跳穴；腿痛（其实还有胸肋痛），按阳陵泉穴。

227. 井、荥、输、经、合统称五输穴，在十二正经的每条经脉上都有五输穴。古人将五行观念注入于经络之中，认为每条正经的五输穴，都分别代表木、火、土、金、水这五种属性。

228. 古人将人体比作大地，将经络比作大地上的河流，并以井、荥、输、经、合来命名五输穴。井穴代表水的源头，多位于手足之端；荥穴代表迂回的小水，像山溪细流，多位于手指或脚趾关节上；输穴取其灌注之义，像山泉的瀑布，倾泻而下，多位于腕踝关节部；经穴是主道，像宽广的江河，畅行无阻，多位于腕踝关节以上；合穴好比江河之水汇入大海，多位于肘膝关节附近。

229. 古人以井、荥、输、经、合来说明经气由四肢末端向心脏方向流注于肘膝关节，由微至盛，由浅入深，汇入脏腑的过程。

230. 除了八总穴、五输穴外，原穴、下合穴也十分常用。在利用经络治病时，有句话很经典："脏有病取原穴，腑有病取下合"。原穴的原是本源，元气之意，元气导源于肾间动气，是人体生命活动的原动力。因此原穴在该条经络中的作用力最大。

231. 肝的原穴是太冲穴，心的原穴是神门穴，脾的原穴是太白穴，肺的原穴是太渊穴，肾的原穴是太溪穴。

232. 下合穴表示几条经络在人体下身会合的一个共同的穴位。胆下合于阳陵泉穴，小肠下合于下巨虚穴，胃下合于足三里穴，大肠下合于上巨虚穴，膀胱下合于委中穴，三焦下合于委阳穴。

233. 交会穴表示人体的几条经脉过同一个腧穴，其刺激的力度不亚于原穴和下合穴。下合穴与交会穴如同地铁的换乘站，四通八达，易走捷径。有余力的人也可以顺便记忆一下交会穴。

234. 中医的老祖宗把人体的脏、腑、气、血、筋、脉、骨、髓的精气聚会之处，称为八会穴。其中脏会章门穴，腑会中脘穴，气会膻中穴，血会膈腧穴，筋会阳陵泉穴，脉会太渊穴，骨会大杼穴，髓会悬钟穴。

对针灸有兴趣的人，应当研究八会穴，可能会有额外收获。

235. 中医取穴有四种常见的方法，即手指"同身寸法"与"骨度分寸法"，"体表标志法"与"简便取穴法"。中医的寸与中国古代度量的寸不同，前者随身高变化，因人而异，故取名"同身寸"。后者是固定的，可以折合成公制的米，即一尺三寸，三尺一米。不论哪种方法，其目的都是便于自己取穴。

236. 中医的"同身寸法"用手指衡量，鉴于每个人的身高不同，请用自己的手指度量自己。"体表标志法"分为固定标志法和活动标志法；固定标志法就是五官、毛发、乳头、肚脐以及骨节凸起和凹陷部作为取穴标志；活动标志法是对必须有相应的活动，才能出现的标志而言。"简便取穴法"是临床上常用的一种简便易行的取穴法。

237. 穴位取得准不准，很容易判断。如按在穴上，人会有酸、麻、胀、窜的感觉。在针灸中，这种感觉叫"针感"、"气感"或"得气"。对于晕针、怕针的人完全可以采用定点、定位的按摩，或借助圆滑的小石棍或小木棍代替手指进行穴位按压，减少按摩者手指的损耗和疼痛。经络上的有些穴位很难找准，即使有经验的针灸师也不能保证每次都十拿九稳。

因此中医强调把握经络的准确，即"宁失其穴，不失其经"。

238. 中医推拿与按摩，是源于人类自发本能的古老手法，有几千年的历史。实际上推拿是指通过全身的肌肉放松，拨筋活络、疏通气道，"筋松骨自直"。

239. 推拿可医治肌肉痉挛，使堆积在肌肉或关节部的乳酸、尿酸等废料，尽早随尿液排出，促进血液循环和新陈代谢，达到身心放松的目的。而按摩则更多的是指通过对穴位、反射点或反射区的刺激，带动相关脏腑以及免疫系统、神经系统、内分泌系统的机能复位。

240. 推拿按摩还是一种病人或懒人，为保证下肢血液循环畅通的被动运动。尽管如此，也不宜天天按摩。"过犹不及"，那样会使肌肉失去弹性，容易发生病变。为了便于读者了解中医推拿按摩的总貌，我们将常用的各种专业手法编成了歌诀，即"推抹摩擦，揉搓按压；振颤啄抖，点拨捏拿；叩击拍捻，摇滚梳掐；伸屈拔伸，扳撬弹法"。

241. 除了伸屈、拔伸和最后的法字，其中每一个字都代表一种手法。
家庭的推拿与按摩可以非常简单和业余。不必掌握专业手法。在家庭按摩中，一般常会用到的手法有：按法、压法、揉法、拿法、叩法、捏法等。一般来说，按用大拇指；压用握拳后食指的第二指关节；揉用掌心或大、小鱼际；拿用五个手指；叩用松握拳的小鱼际或合拢的四指；捏用大拇指和食指。建议在按摩时尽量用大关节，少用小关节，以免被伤害。即能用肘的，少用手。能用掌的，少用指。

242. 有时人们只用手指按摩，会感到累或吃不上劲。于是中国的古人便发明了砭石疗法。砭石是按摩最好的助手，同时也是人类按摩经过石器时代的历史见证。最好的砭石来自山东的泗滨浮石。它的超声波与远红外特质，经过现代仪器的测量，的确优于其他石材。

243. 最早的针灸用的也是石针，后来才由骨针、陶针、青铜针、铁针、银针不断进化，直到今天的不锈钢针。借助不同形状的砭石来加压，不仅可以节省力气、增加力度，而且在帮助他人按摩时，可以避免病气传染上身。

244. 按摩时应力度适当，每个按摩点可以按压 30 ～ 50 次或 3 ～ 5 分钟。可以压住不动，也可以顺时针或逆时针按压。或者如做眼睛保健操那样，数八个数为一节，正反交替，做 4 ～ 8 次，力度凭自我感觉。对于胃腹疼痛的患者，可以长按半个小时，直到疼痛缓解或功能恢复为止。

245. 中医推拿按摩，除了依据经络学的理论外，还有全息反射学说的理论。譬如，在人体的耳朵里，中医从来没有标出穴位；在脚掌上也只标出"涌泉"这一个中医穴位；在手掌心，中医可标出的穴位还多一些。在实践中，按摩医师或技师们对患者的耳朵、手掌及脚掌进行按摩和点穴，刺激的多数都不是人体经络穴位，而是人体的全息反射区。

246. 无论现有的西医解剖学，还是中医经络学，都无法在反射区与脏腑之间找到有意义的生物学链接。所以离开人体全息反射学，人们无法在物理上理解反射区与脏腑之间存在着某种信息传递的通道。因此有人认为，人体的全息反射系统，应当是人体解剖系统和经络系统之外的，第三个独立的生命信息传递系统。

如果这个结论成立，那将是"世纪发现"。

247. 从人体解剖学中我们得知，大脑从中央分成右脑与左脑两个半球。右脑控制身体左侧的肌肉，而左脑则控制身体右侧的肌肉。同样，反射区也存在交叉控制，颈部以上的部位与肢体是交叉对应的。譬如，若一个人右侧头痛，则按摩左手与左脚的头部反射区，效果要强于按摩右手与右脚的头部反射区，反之亦然。虽然科学尚无法证实交叉反射原理，但这却是反射区在实际使用过程中的经验之谈。

248. 假定人的手掌就是一个人的全身。在中国主要有两种学派对其进行描述。一种学派是从上到下解读，他们认为：人的中指是头，食指与无名指是胳膊（也有是腿之说），拇指与小拇指是腿（也有是胳膊之说）。中指根下沿代表五官、喉咙，人的五脏六腑顺势在掌心展开，排列有规律。掌心的下沿至腕部是膀胱和生殖系统。

249. 另外一种学派是从下到上解读，他们认为：掌心的下沿代表五官、喉咙，人的五脏六腑顺势展开，排列有规律。因此，两种学派在手掌上标注的脏腑位置肯定是相反的。但是他们都号称治病有效。

250. 日本的手部反射区有从上到下的说法，但是脏腑位置与中方的又不同，排列也没有规律。总之，不论何门何派，不论反射区如何标注，手掌的全面按摩，会促进血液循环，带动五脏六腑反射区的全面响应，互相拉动，能形成正能量。

251. 由于人平时用手最多，敏感性差，按摩需用力。相比手部，足部和耳部由于平时很少触碰，敏感性强于手部，按摩时不需用力，便可起到调理的作用。

252. 手上的头部反射区位于每一个手指，尤其是大拇指的指肚。具体位于大拇指第一个横纹到指尖，包括指肚两侧。中心高点即脑垂体，这个位置相当于脑部的中脑与间脑，人体自主神经的较高级中枢。头部的疼痛，无论是前额痛、两侧痛、巅顶痛，还是后脑痛，人们都可以自己通过按摩此反射区进行治疗。

253. 手上的胃部反射区位于手心大拇指与食指指根连接处，主治各种急慢性胃疼、胃胀。因饮食不当，出现腹胀或胃部疼痛时，取此反射区，可以起到缓痛甚至止痛的效果。此外，通过对胃部反射区的掐按，病人会通过打嗝的方式舒缓腹胀。

254. 手部的扁桃腺、声带喉头反射区位于手背大拇指掌骨外侧靠指尖方向二分之一处，且与合谷穴相连。不论是因感冒引起的咽喉肿痛还是嗓子沙哑、扁桃体化脓都可以通过按摩此反射区治疗。
因合谷穴是八总穴之一，有"面口合谷收"一说，故在按摩反射区的同时，配合合谷穴，效果会更好。

255. 手部的牙齿反射区位于手背五指第一指节处。牙疼多源于胃热或大肠热，加上外在风邪的刺激，或源于肾虚、龋齿、过度疲劳、睡眠质量欠佳等。俗话说"牙疼不是病，疼起来真要命。"若是上牙疼，请按摩手背拇指与末节关节横纹远心侧的块状区域。若是下牙疼，请按摩手背拇指与末节关节横纹近心侧的块状区域。如果配合合谷穴，止痛效果会更好，对改善牙周炎及洗牙后的牙齿不适效果明显。

256. 急性腰扭伤常见于体力劳动者，或从事体育运动的人群及现代不常运动的人。腰扭伤多因腰部突然受到闪挫，或搬运重物时负荷过大、过度用力所致。也有可能是直接跌倒时，腰部受到猛烈的撞击。在一定的动作下忽然变动动作，因用力不当造成急性腰扭伤，腰肌受到损伤。手法从指尖向手腕部方向推揉。

257. 手上的第二掌骨内侧分布着穴位群。手背与食指连接的掌骨为第二掌骨，从手指头到手腕方向依次分布着头、心、肺、肝、胃、十二指肠、肾、下肢、足。上段可辅助治疗感冒、类风湿，下段可辅助治疗糖尿病、脾胃病，中间靠下治疗痛经有奇效。针对日常保健，按摩此全息区最好，它包括了五脏六腑，符合中医的整体观。手法上应从手指尖向手腕推，循环往复。

258. 手上的下肢肢体反射区位于食指与无名指上。指根部开始的第一指段为大腿，中间指段为小腿，指尖方向的末端指段为脚。第一指段与第二指段之间的指节为膝盖，第二指段与末端指段之间的指节为踝。

259. 按摩手法是捏揉、夹拉。当腿抽筋时，建议患者或身旁的人用大拇指与食指捏揉、夹拉患者抽筋腿同侧的食指与无名指。从手指的指根部向指尖方向捏揉、夹拉能迅速缓解腿部的抽筋。

260. 如果是腿关节疼痛，人们可以经常揉搓各手指关节。手与腿的关节存在对应反射，一般腿关节疼痛，其中有一对或两对手指关节，也会出现疼痛。

261. 足疗对于无法进食和无法服药的危重病人，是一棵救命稻草。足疗对人体没有伤害，只有好处。足部反射区的面积较手部与耳部反射区大，容易操作，而且已经形成了全球较统一的按摩规范。

上帝叫人类直立行走，其实就是在不自觉地进行全面的足底按摩。

262. 耳廓就像一个头朝下、臀朝上倒着蜷缩在子宫里的胎儿。耳部反射区与人体的各个器官相对应，人体的五脏六腑、五官七窍甚至更小的部分在耳廓上都有分布，通过按摩、贴压等方法对耳部反射区进行刺激，也可以收到很好的治疗效果。

263. 耳是人体的听觉器官。正常的听觉功能与肝心脾肺肾五脏都有关，特别与肾脏更有关联。"肾开窍于耳"。肾的脏象，外表于耳。耳朵同时也是一个完整的全息胚，可以进行单独的耳针或耳部按摩治疗。

264. 相传中国古代大户人家的小姐，大门不出二门不迈。每日清晨起床后按摩耳朵，把耳朵搓到胀热。她们凭借这种对耳部全面按摩的方法强肾养生，保持年轻貌美。现代也有人天天搓耳保健，亦得益于此法。

265. 除了看不见的耳全息通道，耳朵上分布有看得见的神经、血管和淋巴管等，它们与人体的脏腑相连。因此对耳部的按摩，是一种全息全影的按摩。

266. 个人操作起来，比起手部和足部的按摩，更加简洁方便。每天坚持按摩，可以通经活络，并可以通过全息反射，达到调理脏腑、激发精气的保健治疗作用。

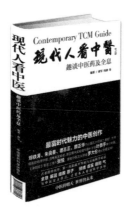

书　　名：现代人看中医：趣谈中医药及全息
出版社：中国医药科技出版社
ISBN　978-7-5067-6815-3（平装）
ISBN　978-7-5067-6832-0（精装）
定价：（平装）RMB：52.00 元　（精装）RMB：68.00 元

全国各大新华书店及网店有售

内容简介：
本书经四位国医大师审读，世界顶级高能物理学家、
顶夸克的发现者、美国费米实验室的学科带头人叶
恭平博士参与校稿，极具权威性。本书在传统中医
几千年的理论基础之上，以现代人视角，打破地域
及学科界限，发掘传统医学宝库，探索中医发展之路。
书中给出了大量可用于家庭的养生保健方法，兼具
理论与实用价值。是一本图文并茂，老少咸宜的中
医科普书。

作者简介：
编委是一个团结的团队。他们所学的专业有，中医学、
中药学、西医学、统计学、财务学、经济学、物理学、
传媒学等，真是背景丰富，专业多彩，涉猎广泛。
各种学科相互渗透，交叉吸收营养。最终都是为了
深造并普及中医的共同目标，走到一起来了。当今
社会，从政府到企业都忌讳专业单一，要求团队的
成员各有所长。此外，除了要有动脑的、动口的人物，
还要有动手的、动笔的人才参与。大家共同努力，
才能做到，使知识融会贯通，理论联系实际，人们
得到实惠。多方人才的汇集，是我们团队的特点。
本书凝结了编委们的心血，也齐聚了给予本书指导
的、那些所涉学科的专家智慧。

"90 后"中医学子眼中的 90 岁老中医

——学中医的孩子们跟诊"杜爷爷"的一天

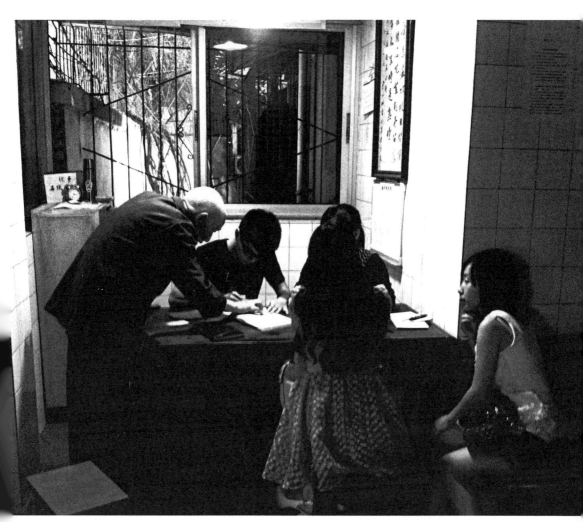

中医药大学学子用手机拍下的杜爷爷（左一）

编著前言：

传　承

还是在前年，成都中医学院的一位本科生晨晨告诉我们，在成都一条小巷里，有位老中医，姓杜，已是耄耋之年，诊治用药，均有独到之处，而他已经有一年多的时间，跟在老先生身边学习、抄方，渐渐地，还邀请身边学中医的伙伴一起去跟临床、学经验、学"看病"。晨晨邀请田原老师过去采访，田老师也欣然应允。只是随着越来越多的优秀中医人走进我们的视野，行程排得太满，一直无法成行。

在和田老师商量之下，晨晨和几位同学，写下自己对杜爷爷其人、其医理及医术的感动和感悟，于是有了这篇专题："90后"中医学子眼中的90岁老中医。一共四篇文章。

看到有这么多年轻的孩子们，还爱中医，愿意学习中医、发现中医，"杜爷爷"的内心里，该是多么欢喜和欣慰？而"90后"的中医学子，也将从"杜爷爷"身上，汲取老辈中医人积蓄了毕生的正能量，渐渐消弥内心的矛盾、困惑与不自信。

所谓传承，不是传递、接收着什么具体的东西，根本上，是一种自人类文明源头生发，并以人为载体传承下去的精神力量。

尽管中医学子们，对于中医、中药、临床辨证的理解，还需要知识的储备、经验的积累和人生阅历的磨练，但是他们眼中的"杜爷爷"，更像是一个符号，代表的是在中国，每一个角落里默默坚守的老一辈中医人……

第一篇 民间中医的活化石

文／晨晨

有一位中医，病人都亲切地称呼他杜爷爷；有一位医生，年近九旬，却精神抖擞胜小伙。

在成都小天东巷，一间宽敞干净的诊所里，一位慈眉善目、声音洪亮的老者和他的女儿正在忙碌着，诊室里坐满了人。

病人坐定不开口，只见那位老者双手在病人手腕一搭，片刻，就将症状全部说出来了，患者频频点头表示"句句说中"，众人见此都惊叹地称他为"神医"。疑难怪症在他手里常被简单化解，复杂病情常被他一语点破，常服用抗生素的人在这儿如梦初醒，甚至有人觉得自己遇到他之前的人生都白活了……这位老者，就是杜爷爷。

杜爷爷，全名杜成福，1924 年生于成都郫县友爱镇，是成都民间中医的一块活化石。近两年跟随杜爷爷抄方，让我感受到了"师傅"的温暖，感受到了中医的传承魅力，感受到了中医药对老百姓健康的重要。

这里，怀着敬佩之情叙述我的跟师心得。

1. 遇见杜爷爷

我是一个中医学院的研究生，学医至今，却始终不会"看病"。班上同学能给别人开方看小病的也寥寥无几。究其原因，中医学得差！为什么差？因为中医教科书上的临床应用缺少灵活性、连续性和系统性，可操作性差。在大学里脱离临床学中医，导致学习者的思维固化。整天把阳虚、阴虚挂在嘴上，却不曾认识、尝过中药，心里更对中医疗效没有底。

在认识杜爷爷之前，我曾跟几个老师抄过方，老师们开的方子看似简单，却和方剂书上不大一样，方歌都背不全的我连药味和剂量都学不来。而且抄方时罕有号脉机会，脉诊水平低，脉证不明，方理更难明。虽然老师或有讲解，却始终不成系统，如果自己单独面对一个病人，就完全没了思路，一片茫然。

思考了一下原因，可能是现在的中医理论学说混杂，众说纷纭，又彼此抵抗，不能以一理贯通。临床各种分证法又论说不一，流派复杂，方论甚多。

另外就是学中医内科学被"病机"套住，课堂强调抓病机的教学思路诱导学生临证时详于思辨而略于论治，面对疾病纷繁复杂的临床表现虽能说出诸如脾虚、肾虚、阴虚之类的套话术语，但治疗时又陷入了前述寻找病机的怪圈。脑子里只知道气虚加党参，活血加桃仁，通便加大黄，腹痛加白芍……但又是乱的，对经典名方不知理、不会用、不敢用。

训练多年，自己的辨证论治仍像无星之秤、无寸之尺，无从下手。光是抄几个老师的经验方何以让自己信服，让病人信服？所以我一直觉得自己始终没有踏进中医之门。

那是 2011 年中秋节后的某一天，一次摆谈间（聊天）和好友交流以开大方为主的"整体治疗"，好友告诉我，他正师从一位老中医，他的方也是特别大，几十味药，而且剂量重得有点吓人，但临床效果不错，一套方子加减用了四十多年，来找他的病人来自全国各地。怀着好奇的心，随好友前往这位老中医的诊所，在那里，我遇到了杜爷爷。

那天，杜爷爷手把手地教我把脉，细心讲解，让我思路大开。临走时，杜爷爷送我一块刮痧片，说日后有用，还问我觉得他的方怎么样，我说方的剂量有点大，却也有点妙。杜爷爷说："你多看看，以后就明白了。"

就这一句话，我决定每周末固定一天去杜爷爷那儿抄方，风雨无阻，并带动其他同学一起来抄方学习。

2. 杜爷爷的把脉功夫

左右手腕温度不同，说明正在吃药

杜爷爷号脉第一步是审查"尺肤"的温度，即寸、关、尺三部上皮肤的温度。这是人身气血阴阳的整体反应。

病人来看病，杜爷爷双手一搭上脉，就说："你最近在服用药物。"病人大惊"你怎么知道我在吃其他药？"杜爷爷笑着对我们说：这很简单，双手尺肤温度反应体内水液的变化，病人左右手温度不一，反应了他正在服药，或中药、或西药，总之正在服药。

杜爷爷常教导我们：这一点很重要！书上是没有写的，你是学不到的。病人在来找你看病之前正在服药，因为没治好才会导致双手温度不一，你必须审查到这一点，嘱其先停药，再服你的处方，不然疗效不好。这一点，我们跟习时屡试不爽，尤其是感冒病人，他们来杜爷爷这儿看病之前常吃了治感冒的中成药、西药的抗生素或解热镇痛药等，双手特别明显，虽病人一句话也没说，我们却已知他的"药物现病史"。

右寸沉弱，是肺堵了

杜爷爷号脉，注重寸关两部，尤重右寸，即特别审查右手"寸关尺"中"寸口"的脉象。

寸口，也是肺经上的"太渊"穴。"渊"是高处流下的水在低处打了一个弯，我们叫"回水"，意思是水到了这个地方转了一个圈又接着往下流，水流到这儿就慢了。

太渊穴就是人体的气流到这个地方的时候打了一个弯，有很多的气聚在这儿。所以寸口反映了全身气机的升降出入：寸口脉浮大而上至鱼际，反映气机升多降少；寸口脉沉而不起，反映气机入多出少。故右寸的状态既反映了肺的状态，也反映了全身气的状态。

杜爷爷临床几十年，发现社会上的病人90%都是右寸沉弱，所以他们的肺或多或少是有问题的。"有是证，用是方"，所以大多数病人的处方基本都一样。

杜爷爷认为，许多人从生下来到现在，感冒是没有处理好的，典型的症状就是一遇感冒，两侧头胀，前额昏，眼睛胀，鼻塞，咽痒痛，干咳，喉间有黏痰，不易咯出来，胸中闷塞（主要是从横膈膜、膈肌以上）……这是杜爷爷要用大剂量活血化瘀药的依据。

中医基础理论认为，脉象寸关尺左边对应的是"心、肝、肾"，右边对应"肺、脾、命门"。在关脉上，杜爷爷尤重左关，左关对应"肝"，肝藏血，是人体生化反应的体现。杜爷爷说，女性病人来看病，尤其要审查关脉的温度，若"左关"温度大于"右关"，说明其月经即将来潮或已来潮，这是可以预测经期的。同时要告诉女性病人经前和经期的注意事项和保健。

从脉把出病人的性格

我在跟诊期间还体验到了"心理脉象"的奇特。

一次，杜爷爷给一妇女把脉，突然问："你丈夫身体还好吗？"病人答曰："已去世好几年了"。杜爷爷说："你看，这就是寡妇脉，《医宗金鉴》里就说：'师尼室寡异乎治，不与寻常妇女同，诊其脉弦出寸口，知其心志不遂情'。"

查阅相关资料，看了寿小云的《寿氏心理脉学与临床》，我深深被折服，其实现代医学对生命的认识，还远远没有达到我们中医学所认识的"神"的层面，中医学对生命认识的层次，是现代医学所望尘莫及的。脉象不仅反应疾病状态，还可以反应一个人的心理信息。

在病人不多、时间充裕的时候，杜爷爷常通过把脉把病人的性格、脾气，甚至病人的家庭和社会生活状态都能说得毫厘不差，众人啧啧称奇。小小一个脉诊，蕴含的信息太多太多，这比 X 片、CT 等检查技术更高超，既能反映病情，还能投射心神。

要学号脉，先温暖自己的手

杜爷爷还有一个功夫——把脉知胎儿性别。习得后在医院妇产科实习时试验了十余次，准确率达九成。原来中医把脉知胎儿性别真有其术也，在见识到杜爷爷的把脉功夫后我才发现自己的稚嫩。

还有一个体会，当患者的病气比我强时，把脉后就发现自己没精神，反应变慢。我想这就是所谓的"病气"，你自身气场不够强大，Hold 不住的话，就被病人"传染"了。而杜爷爷的气场是强大的，一天的病人看下来，说话依然中气十足，且号脉准确。而我们刚开始看前几个病人还能有所领悟，看到最后要下班时，号脉基本就是"瞎摸"了，手指灵敏度降低，哪怕脉象再明显，也很难感觉出来。

曾有本脉学书说：要想学号脉，首先自己的手要温暖。我们看过杜爷爷的手，哪怕冬天再冷，杜爷爷的手都是温暖的，反而是我们年轻人的手冷得跟冰块一样，离不开"暖手宝"。只有你的手暖，手指的灵敏度才高，十指连心，你的心神也更集中，脉证分析才能更准确。

3. 杜爷爷望诊的秘密

一看脖子

很多人以为望诊就是看"面相"，其实不然，病人面对面坐下来时，杜爷爷第一个观察的，不是他的脸，而是他的脖子。

在端坐和站立时，人的头和脖子正常应该是居中的，而经杜爷爷的提醒，你会发现原来很多病人是"坐不正"的：头不是往左偏就是往右歪。

为什么病人头会歪？杜爷爷说因为病人肺部有瘀堵，两边肺泡开合不对称，久而久之，肺叶萎缩，脑袋就被"牵拉着"歪倒了。很多病人因为身体下半身不适来看病的，杜爷爷会说："上梁不正下梁歪！你的头都是斜的，肺都是不张的，谈何肺以下的疾病？"

二看鼻子

看完人体的"上梁柱子"，杜爷爷再审查病人鼻子的大小，鼻孔是否对称。

我们发现很多病人的右鼻孔比左鼻孔小，也就是右鼻孔趋向萎缩，左鼻孔趋向扩张，这说明什么？右肺不张。右肺肺叶的瘀堵比左肺严重，所以右鼻孔呼吸不足，渐渐代偿、萎缩。那为什么右肺比左肺更容易瘀堵不张呢？从人体解剖学来讲，左支气管较细长，走向近水平，右主支气管较粗，走形较垂直，所以异物、痰液更易掉在右肺，因此右肺比左肺更易受到伤害。这从侧面支持了杜爷爷的"右肺萎缩理论"。

三看头发

病人的头发分布，反映着人体诸条经络的情况，比如脱发或头发稀疏，对于巅顶脱发、前额发际高、有脱发迹象的人，杜爷爷认为这是肺气上逆，挟肝胃之气上冲，致足太阳膀胱经汗出过多的结果，这类人，常有流鼻血或中耳炎的病史。不管什么原因，脱发首先责之于肺，"肺主皮毛"，其要一也。同时也引出一条重要治则：耳病治肺。

对于头部两侧的脱发，则是足少阳胆经的循行路线，说明体内精微物质虚衰。因房事、劳欲、饮酒而致失精过多的男病人，常常会伴有两颊晦暗，没有光泽，杜爷爷说，这也是足少阳胆经循行的地方，体内精微物质消耗过度，这里自然反映出来，而且是很难补上的。

病好没好，全写在脸上

来杜爷爷这儿长期吃药的病人，除了比较服药前后患者症状的变化，杜爷爷还通过面部分布的气色来观察疾病的走势和预后——看鼻子上下、内外、左右的色泽差异。

在杜爷爷的指导下，我们常能看到病色的动态变化趋势，比如一个肝硬化腹水的病人，刚开始脸色整个是晦黑的，服药两个月后，慢慢地鼻尖开始变光亮，颜色从中央渐渐向四周散开，然后扩散到上额，说明病由重转轻，最后气色散到两颊，病人就恢复健康了。为什么呢？杜爷爷说：这个2号方啊，先祛除肺叶下段的痰血，然后再清除肺叶上段的痰瘀，病人右寸脉搏由沉转浮，稍见好转，这个时候面部晦色从鼻中央已经向周围散去，但余下的瘀血仍未散尽，药效还没达到毛细血管，当活血化瘀达到身体的毛细血管时，他的手啊，脸颊啊，皮肤温度和颜色有所改善的时候，瘀血清除得就差不多了。这就是杜爷爷的"毛细血管观"。当病人问他的方子要吃到什么时候才好完全时，"察颜观色"就是杜爷爷对服用他方剂的人的一个预后判断。

脸上长痣，是肺气郁结

偶尔杜爷爷还会拿病人脸上的痣说事儿。人的痣是怎么来的啊，人生下来皮肤都是光亮亮的什么都没有，怎么长大之后慢慢就长出痣来了？没有人注意到这个问题。杜爷爷说，这是肺气上逆，循足阳明胃经冲斥面部造成的。小朋友胸廓在长大，肺叶体积增加，由于儿时感冒生病未处理好，这些瘀堵致肺气上冲于面，郁结成痣。

我觉得还有一种解释，《千金方》有句话说："妇人众阴所集，常与湿居，十四以上，阴气浮溢，百想经心，内伤五藏，外损姿颜……"说明人十四五岁之后，开始有了自己的心理世界，即"百想经心"，相由心生，十几年岁月累积起的不好的东西，这时候就反映到脸上了，即"外损姿颜"。不管怎么解释，脸上痣的形成跟心肺的状态应该有密切的关系。

4. 肺通畅了，身体就好了

成都中医学院中医大家陈潮祖老师曾教导我们：临床效果好的方，要着力在阐发透彻其理论，理论性强的方要下功夫展开其临床应用。我在杜爷爷身边跟诊时，脑海里思绪常常激荡着，杜爷爷这么好的方，我们一定要阐发透彻其中的理论内涵，否则就算白跟了。就这样，每次抄方都让我心里的许多问题，在思维的通道上发生碰撞，引领我去解开杜爷爷方里的秘密。

消炎药和冷饮食，让垃圾堵塞肺泡

感冒是人类的第一杀手，从古到今，流感剥夺了许多人的性命，西医始终拿感冒病毒无可奈何，觉得它是无药可医的，只能靠自身免疫系统产生抗体抵抗。张仲景的《伤寒论》，从流感而来，创中医"辨证论治"，可以说，保佑了中华民族千百年。杜爷爷遵循的就是张仲景"外证不解，当先解表"、"表不解，里不和"的理念。故蜀中流传"善于解表，可成名医"，感冒虽小，却深含巨大医理。

杜爷爷表示，由于感冒后抗生素、消炎药等寒凉药物的使用，导致肺泡受损严重，肺气不宣，肃降功能失司，大小便不畅，胸中堵塞垃圾过多，从而百病皆生。

为什么人们吃生冷就导致肺泡不张，产生肺系症状或过敏等等？喝冷饮就相当于把寒气放入体内，胃的寒气会通过食管影响气管和肺，导致呼吸系统的气血循环功能衰退，出现阳气不足、阴寒内盛的局面，使大量寒痰、痰饮蓄积在体内，留在气管里面，慢慢耗食体内的阳气，从而使人体出现病态。

人体内的血液随着血管流经并温暖身体的各个部位，它能消灭病菌并及时为身体补充适当的营养，可以说，世上最好的药便是身体中的新鲜血液。因此，想要一个健康的身体，需要时刻注意"活血化瘀"。

在身体里，肝脏与肾脏的组织都非常紧密，唯独肺独树一帜，像块柔软的海绵，但正因如此，肺也是人体最大的垃圾场，容易藏污纳垢。杜爷爷治病的目标很明确，组织一只活血化瘀的军队，集中火力祛除胸腔堵塞，让纯正的氧气、血液给人带来健康。离开了这一点，其他脏腑的任何功能都会成为无稽之谈。

肺的生理特点是"喜辛凉而恶燥"，杜爷爷的1号方用桑菊饮加减，2号方为血府逐瘀汤加减，500g的活血药物把胸腔打开，活血化瘀。3号方为四逆散和左金丸加减，当2号方驱邪向外时，机体会出现少阳症状，因此调理下枢纽——肝、脾，疗效更佳，同时佐助1号方的加减，对证治疗一些症状（如失眠、咳嗽、带下、出血、斑疹、腰痛等）。4号方名为"大定风珠"，为镇肝熄风汤加减，平肝潜阳，补充2号方活血化瘀让机体丢失的水分，调节人体水与热的不平衡。

心脏问题和亚健康，与胸腔是否通畅有关

现代医学认为：乏力、疲倦、头晕、心慌，这是心排血量不足，也就是左心衰的表现之一，那为什么会心排量降低？是因为肺循环瘀堵。用杜爷爷的理论来讲，是肺泡被堵了，宗气不足，无法贯心脉而行呼吸。严重了还会出现劳力性、阵发性呼吸困难等症状。

所以我觉得心力衰竭与肺功能的好坏有很大关系。心是不受邪的，它的代偿能力极强，颁布的"诏书"（心功能的体现）是由肺来执行的，右心衰竭而出现的体循环瘀血也是肺气不工作了。这也解释了杜爷爷2号方能通治一些患者的胃肠道症状（体循环瘀血所致）、胸水、腹水及水肿等的机理：它是针对胸腔的，消除堵塞的同时也强心利肺了，心主血脉、肺主治节的功能得到恢复，身体的"灾后重建"自然是水到渠成的事。

在杜爷爷那儿还有许多"没毛病"，闻其医名而想去吃中药调理身体的，杜爷爷也给他们开这套方。他们的"小毛病"都符合现在"流行"的亚健康症状。

亚健康是主观上有不适的感觉，是人体处于健康和疾病之间的过渡状态，其表现有：①浑身无力，容易疲倦；②头脑不清爽，眼睛疲劳，鼻塞，眩晕，耳鸣，咽喉异物感；③睡眠不良，心慌气短，手足麻木；④胸闷不适，心烦意乱等。

杜爷爷认为这些亚健康症状，皆为肺脏受邪所致，是肺泡有堵塞，肺泡摄取的氧气不足导致的一系列反应。

从理肺入手，肺通了，其他脏腑也随之通畅

杜爷爷重视肺脏，治病从理肺入手，抓住要害，清肺利窍，协调五脏五行生克乘侮的关系，使肺气充旺，达到邪去正安的目的。

许多疾患，根据杜爷爷临床观察，发病之始皆有不同程度的呼吸道症状，如鼻腔不通、咽痒、咳嗽、清嗓等。调理好肺，不仅可以把疾病消灭在萌芽状态，且可收到清除病灶，避免滋生变证的效果。杜爷爷觉得不管病人现有的症状多复杂，皆是感冒没处理好肺部常有病灶造成的，逃不脱感冒遗留呼吸道症状这一条。所以他的用药方向从未动摇——清除胸腔堵塞。

为什么清理肺如此重要呢？《内经》曰："清阳出上窍，浊阴出下窍。"清窍靠肺气宣发之精气灌注而通利聪灵，浊阴赖肺清肃下降之性而传导排秽，若肺气郁，宣肃失职，非但清窍失聪，浊窍亦因之不利。尤其清窍不利，形成慢性病灶，又常成为其他疾病发生的诱因，病灶不除，隐患时时有之，疾病也就迟迟不得恢复，时轻时重，永无宁日。

又有一个问题出来了，只治疗肺脏，那人体其他四脏的疾病怎么办呢？张锡纯的《医学衷中参西录》给了我答案："人之脏腑一气贯通，若营垒连络，互为犄角，一处受攻，则他处可为之救应。故用药攻病，宜确审病根结聚之处，用对症之药一二味，专攻其处"。

杜爷爷就是这样，仔细分析到了当代疾病之根结所在，用活血化瘀专攻胸腔，一脏既通，其他脏亦随之通畅。就像汶川地震一样，灾区受难，祖国大地为之救应。而最重要的问题是通往震中的道路堵塞了，确定问题根结后，我们就派大部队用直升机飞进去，同时努力修通道路。

肺才是先天之本？

人体要保持"正直"状态，全靠胸部，胸腔里的状态决定了头部和腹部，当然亦及四肢。所以肺是真正的中央部门，它才是真正的先天之本！

肺在中医理论里一直很低调，大家很少重视，是时候重新好好认识肺了。都说"脾为后天之本，肾为先天之木"，但脾主肌肉，肺主皮毛，人体不是一个肉囊，而是一个气囊，有了肺泡张开的第一声啼哭，婴儿才算与天地同气，才开始有生命。

常言："树活一张皮，人活一口气。"肺就是人体气的总司。

以前老说肾是先天之本，可大家都不会用啊，因为不知道原理是什么。肾为"作强之官"，主生殖，赋予人强壮的力量，但肾不是最开始的力量。《内经·灵兰秘典论》里第一个说的是"君主之官"心，然后是"相傅之官"肺。说明肺的地位很高，昭示了肺的重要作用，但临床上好像用不上，也没有理论去给肺增加力量，用药多是从脾肾论治。杜爷爷的这套治肺的方剂可以说是开了先河，是"从肺论治"的一个极佳范例。

5. 杜爷爷的刮痧、针灸

太冲穴，是气血流动的出口

一直以来我认为扎针是针灸学专业的同学来解决的，搞中医内科的医生一般都很冷漠针灸或者技艺差，见了杜爷爷扎针确实有效才觉得佩服。对于手、肩膀、腰膝的疼痛，杜爷爷几针下去（太冲、侠溪、内庭等穴）症状就立马缓解了，经络技术真所谓：巧运神机之妙，工开圣理之深。

杜爷爷扎针，尤重一个穴位——太冲！"手连肩脊痛难忍，合谷针时要太冲，脚痛膝肿针三里，悬钟二陵三阴交，更向太冲须引气，指头麻木自轻飘。"这句话来自《针灸大全·席弘赋》，杜爷爷常挂在嘴边。

他把人体比作都江堰，你在上面扎针效果不好，你在下流开个口，人体经气就疏通了。太冲，是泻肝经实火的一个重要穴位，当人怒发冲冠的时候，肝气以太冲穴为基地向上冲。杜爷爷用针，意在给邪气一个出路，太冲穴再好不过了。我查了查，太冲穴属于"四关穴"之一，是人体生命的关口，《标幽赋》记载"寒热痹痛，开四关而已之。"杨继洲的《针灸大成》把四关穴列为奇穴。如此可见，杜爷爷好的疗效在于扎实的针灸理论，更贵于好的治病理念。

刮痧，最能刮出肺里的瘀血

对"胸腔堵塞严重"的病人，杜爷爷常叫我们给病人刮痧。刮人体的背部，尤重刮背上的腧穴，如肺俞、膏肓、夹脊等。杜爷爷认为："刮痧立竿见影，对打开胸腔，排除肺上的瘀血大有裨益，刮一次痧可抵得上十副活血药。"

肺里的痰血到底有多少呢？杜爷爷说，胸腔里的堵塞倒出来，起码有两大斗碗那么多。这些瘀堵多来自于生活加于身体的垃圾毒素，有时候中药和西药都不好把它取出来，但刮痧可以。现代研究，一般成年人体内有 3 ～ 25 公斤毒素垃圾。老百姓存在"补"的误区，认为身体机能下降了就该补一补，但是胸腔堵塞了，营养不能被及时运输进去，不仅是金钱上的浪费，甚至还会产生副作用。

6. 杜爷爷这样治不孕不育

在杜爷爷这里我们还常能看到这样一道风景：因不孕不育前来就诊的病人扎堆！只因杜爷爷的方药有疗效，他们口口相传，一次来很多病人求子。

杜爷爷只要审查到有经前期综合征、月经有黑块等，就开 1 号到 4 号处方。我百思不得其解，当读到《医林改错》少腹逐瘀汤时我顿然醒悟："此方治少腹积块疼痛，或有积块不疼痛，或疼痛而无积块，或少腹胀满，或经血见时，先腰痠少腹胀，或经血一月见三、五次，接连不断，断而又来，其色或紫、或黑、或块，或崩漏兼少腹疼痛，或粉红兼白带，皆能治之，效不可尽述。"现代社会的妇科病，许多都是体内瘀血造成，杜爷爷的这个方和少腹逐瘀汤有异曲同工之妙，临床当然应手起效。

那治疗不孕不育又是个什么理呢？《医林改错》中又说："（孕妇）无故小产，常有连伤数胎者，医书颇多，仍然议论滋阴养血、健脾养胃、安胎保胎，效方甚少。不知子宫内先有瘀血占其地，胎至三月，再长，其内无容身之地，胎病靠挤，血不能入胎胞，从傍流而下，故先见血，血既不入胎胞，胎无血养，故小产。"这正是杜爷爷 2 号方大剂量活血化瘀、险中不险的神奇之处。许多稍懂中药的人看到此方都惧怕其剂量和峻猛，甚至有些药房不敢抓此处方。但《内经》早有言：有故无殒亦无殒也。既然人们体内有瘀堵存在，此方尽管服用，妙不可尽述。

此外杜爷爷还发现：许多不孕女性的婚前第一次人流时间，大都发生于春夏之交，这是万物生长旺盛的时间，在这个时候做人流手术，就像给此间的树木砍一刀，对树木若干年以后生长有深远影响。这就是天人合一的思想，这种情况的人流手术容易造成严重瘀堵，不孕不育的几率也增加了，所以活血化瘀是有效的。

7. 杜爷爷养生观：吃饭吃得好，不如拉屎拉得爽

2012 年 7 月，北京一场 500 年一遇的暴雨受灾，引发了关于"城市内涝"的讨论，却也让我想起了杜爷爷阐述的人体"管道系统"，人体本身是一个设计相当精密的组织结构，但由于近几十年的社会飞速发展，身体机器过度超载，疾病纷拥而至。而大便是身体排出邪气的一个重要通道。杜爷爷说：吃饭吃得好，不如拉屎拉得爽！他常"骂"病人：你不要看他活得安逸，安逸个啥子哦，他没有澄澄湛湛（四川话，意思是舒舒服服地）活过一天，屎都没通畅过。这种人没有享受过一天自己真实的生命，所谓的治疗又有何用呢……

8. 好的理念和方法，胜过药

杜爷爷的诊室没有医院诊室那么大，却让人有家的感觉。详尽精辟地分析、解释病情让患者在心神上得到很好的启迪，从而使身体安定、和缓。

所以我觉得相比那些大医院，杜爷爷的诊所才是真正治病的地方。那些由于缺乏运动、营养失调、睡眠不好，心情压抑等错误的生活习惯累积造成的疾病，在医院里，医生并不能帮助病人改善行为，反而每天仍继续"伤害

身体"：继续不运动，因为躺在病床；继续缺乏营养，因为在医院饮食无法照顾；继续睡眠不好，因为没有人爱躺在医院睡觉；继续心情压抑，因为害怕侵入性的检查和手术，还有读不懂的医学术语报告。他们以为躺在病床上输输液，用好药就可以恢复健康，错也！有时越专业的医生和医院，越容易依赖医疗技术的神化。

我常常在想，为什么同一个方子，人家老中医开了有效，我开了没效？这不光是技术问题，更是境界问题。大医的最高境界就是调神！神调好了还开什么药？方子可以不吃或者抓把草木灰也能吃好。这不是封建迷信，而是调神的力量。杜爷爷给病人看病开方的过程就是调神。

杜爷爷的话常常能给病人自信，只要把"胸腔堵塞疏通了，疾病就不会找上门"，患者都能拥有这份自信，认真吃药，重新找到健康。有很多病人是一个家庭甚至一个家族在杜爷爷这儿看病，从爷爷辈到孙子辈，杜爷爷成了许多家庭半个世纪的保健医生。还有很多人相互传抄杜爷爷的处方，用他们的话说："吃了能预防感冒，若感冒了，吃了也能好。"这让我想起了王清任论述少腹逐瘀汤：此方既能治病打跑病邪，又能防病调身，真乃良善方也。

其实生病是每个人在一生中都会遇到、每一个家庭都会发生的，一些简单基础的医学知识是每个人、每个家庭所应具备的。

每个人都可以是医生，每个家庭都是恢复健康的医院。当人们掌握了健康的理念和方法，会真正享受到那种完全不用担心疾病的快乐。

第二篇 一个细致和蔼的中医老寿星

文／莹莹

年近 90 岁的老中医，听着就让人心生敬畏。初来杜爷爷的诊所，不宽的石油马路，门口小巷两排葱郁的大树，让人有种隐世般的感觉。

踏上几级台阶，候诊室凳子上排队坐着就诊的人。跟在师兄后面，师兄一声"杜爷爷"，一位鹤发童颜的老人迎了出来，笑盈盈地说："哦，你们来了嗦！"让我们坐下，然后拿着病人的手就开始教我们怎么把脉。

我好奇地观察着诊室的一切，生怕漏掉一个细节：根据病人情况，开 1～6 个处方不等；病人不挂号，先来、先排队、先看；没有挂号费，按处方张数收费；墙上贴着姓氏表；墙边靠着放满病例夹的柜子……

1. "洁癖"杜爷爷

没有病人的时候，杜爷爷经常做两件事：扫地和擦灰！拿起扫把把自家门前掉的树叶扫得一片不剩，一天可以扫好几次。

有天上午下大雨，我跟杜阿姨在写方子，杜爷爷站在门口望了望，转身拿起伞走下台阶，拿起扫把，左手撑伞、右手扫地，雨水把即将掉落的叶子又打下来，杜爷爷又扫……杜阿姨说"他想扫就让他扫吧"，老爷子应该是不扫干净心里就会很不踏实的吧。

杜爷爷还不允许谁弄脏他的门口。小区的小狗时常要在门口的树上"做标记"，杜爷爷只要一发现，立马会冲过去，像个喜欢吓唬小狗找趣儿的小孩子。而诊室的地面，就算没有看到一点儿垃圾，杜爷爷也要扫得一粒灰尘都不剩！然后拎个桶，拿块毛巾，把三间诊室的桌子、凳子全部擦一遍，每天都擦。

有时候诊室的人多了，杜爷爷突然转过身说"你等一下！我给你拿个口袋，吐到口袋里头。"然后从抽屉里拿一个裹好的小塑料口袋（抽屉里有一大堆这样的塑料小口袋），原来是杜爷爷在嘈杂的人声中挑出了病人咯痰的声音，就让病人把痰吐在小口袋里，扔到外面垃圾车上。

2. 自律的杜爷爷

杜爷爷的衣服虽然有的比较旧了，但却很干净很整齐，而且都是自己洗。他经常说的一句话就是："人就是要靠自己嘛，特别是女同志，更加要靠自己，想去靠男人哇，靠不住的！"走进杜爷爷的厨房，所有厨具都摆放得井井有条，每个东西似乎都有自己的固定位置，烧水壶总是放在灶台左边，且壶嘴都是正朝左边，盖子上总是有一块毛巾……杜爷爷的房间整洁地让人窒息，被子叠得方正，床单非常平整。谁会想到这是一个90岁高龄老人家的厨房和房间？

杜爷爷每天5点左右就起床，然后做做"杜氏养生操"，就开始打扫卫生，洗洗擦擦……生活习惯，尤其是一些细节，往往透露着一个人的性格。就像杜爷爷，自己把生活环境搞得这么井井有条，透露出的便是他的那份一丝不苟、严谨和自律。

3. 关心病人的杜爷爷

有时候病人都不忍心了，劝杜爷爷节假日还是休息一下吧，杜爷爷便说："休息啥子哦，休息了人家那些远地方的病人来了咋办嘛。"有的时候杜爷爷也很累，送完病人，杜爷爷也会说"整得人都不想动了"，但他还是一直坚持每天出门诊。有次跟诊，看完病后一个病人没有付诊费，杜爷爷就带她出去了，后来问杜阿姨，她说每次这个病人来都不要诊费的，杜爷爷还亲自带她去药店抓药，把钱付了，药送到病人手里才回来，因为那个病人确实家庭困难。

杜爷爷对病人非常"啰嗦"，经常交代好煎服法、服药禁忌之后突然想起什么了，又把病人叫住，再三叮咛。杜爷爷也非常风趣幽默，常跟病人开玩笑，还会用一些讲医理的比喻，比如"巩固好国防线，再来搞内部经济建设"，把病人说得哈哈大笑。

4. 杜爷爷的养生法

再热不用空调，再冷不用取暖器

再热不用电风扇、空调，因为杜爷爷说夏季就是一个阳气旺盛的季节，要顺应夏季阳热旺盛的自然环境；再冷也不用取暖器、空调，杜爷爷说冬天就是应该寒冷，要顺应阳气内藏的自然状态。

就温远寒保肺观

杜爷爷的饮食非常规律，坚持自己的粗茶淡饭，早晨一斤牛奶加一个粽子或者馒头，中午清淡素菜配合一点儿猪肉，晚饭些许面条或者素菜，饮食清淡，不食辛辣油腻，不用过多调料，不食具有明显寒热偏性的肉类，更不用说火锅麻辣烫之类的，那定是一点儿不沾的。杜爷爷喝水也都喝暖水，不吃冰凉的东西，水果全是蒸熟了吃，这也是杜爷爷在实践他的"就温远寒保肺说"。

杜氏养生操

① 晨起扩胸运动30余下，打开肺腔，治节一身之气血。

② 做"纳气触脚"的动作：双脚自然分开，与肩平，双手在身体两侧由下向上（掌心向上）到眉间，向下扣，弯腰直膝，双手掌同时触碰左脚背，起身重复双手碰右脚背。这样重复几次，感觉像是在纳气，将自然之气纳入，然后运至足底，速度不慢不快。

③ 配合双手叉腰后仰的动作，保护腰椎和颈椎，同时感觉像是在把纳入之气运向全身。

现在很多年轻人都无法做"纳气触脚"的动作，韧带太硬了，膝关节伸直就无法触动脚掌，但杜爷爷可以很灵活地完成很多次重复，这不得不说是杜爷爷长期练就的真功夫啊。

杜爷爷现在仍然鹤发童颜，筋骨劲强，力气比现在不少年轻人都还要大，而且按照杜爷爷的理论，他现在确实是两寸不沉，而且很少生病，精神矍铄，这或许正是杜爷爷以肺为中心的，整体观念践行效果的有效证明，这样的身体，也让来就诊的病人心里充满了信服感。

5. 跟习感受

杜爷爷对我的影响很大，在生活上是他严谨的态度、自律自强的性格，在学术上则是看到了另外一种"整体观"的具体形式（主要通过治肺来治疗其他疾病）、终身学习的钻研精神以及多种中医治疗方式并用的思维。

中医是非常生活化的医学,比如老百姓都知道"上火"、"肝火旺",这个"火"就是中医的概念。比如老百姓中暑了知道"扯痧",其实跟刮痧是一个原理。

中医应该是最平民化的医学。可是现在种种情况让现代中医逐渐变得"贵族化"了,中药涨价以及各种中医治法的昂贵……疏远了中医和百姓的距离,而杜爷爷仍然坚持在民间,坚持在百姓之中,这种精神让人很感动。

听到过好几个病人说,曾经就是杜爷爷的药让同事生了孩子,同事则介绍他来看病。如果说一两个是偶然,那多了自然就说明杜爷爷的疗法是有效果的。还有一些其他疾病,曾经亲自听一个病人说自己霉菌性阴道炎,在一个妇科方面知名的老师那儿,吃了一年多的中药,没有好,在杜爷爷这儿吃了几个月(具体记不清了)就好了。我想来,那位老师的治法应该是比较常规的妇科方面常用治法,杜爷爷没有走那条路,而是恰好通过治肺调理好了整体,便把该病治好了。可以说杜爷爷并不是治好了霉菌性阴道炎,而是调理好了病人的身体,便取得了那样的效果。这便是坚持整体观带给我们的惊喜。

杜爷爷每天下楼第一件事就是烧开水,给病人和我们需要的时候喝,他常打趣地说:"我杜老头儿穷是穷,开水还是请你们喝得起的嘛。"说完了笑几声,也逗得病人们笑。

杜爷爷倡导病人时不时吃点儿薄荷糖,小孩子要吃糖就可以给他吃,因为薄荷辛凉,可以"撑开肺泡"。有时候病人感冒了,鼻塞严重,杜爷爷便会拿出自己常备的薄荷糖给病人或是我们,还亲自喂到大家嘴里,这种亲切,让病人心情舒畅了好多,病也自然容易好了。

6. 杜爷爷的愿望

"成都市今年来有个工作计划,就是要将中医药推向世界。"杜爷爷常说起这条报道,每每提及就感觉他很心潮澎湃。

杜爷爷要求我们好好学习传统中医,是把对中医未来的期望,放在了我们身上!而杜爷爷的愿望,则是希望中医药能够发扬光大,真正为最广大的老百姓解除疾患!在杜爷爷身上,我看到了对中医的信念!

第三篇 杜爷爷临床用药总结

整理 / 贤贤

有幸跟随杜爷爷学半年余，自觉杜爷爷方药较固定而能应万变，方药量大而未见毒副作用，而且服用方法独特。现将其常用方药及煎服药方法总结于下。

1. 常用方药

（1）四个基本方

1 号方：桑菊饮加减：桑加柴胡白地楂，勃川赭，去芦加银瓜沙牛粉玄参

桑叶 15g　菊花 10g　杏仁 10g　连翘 10g　银花 10g

桔梗 10g　薄荷 10g（另包后下）　生甘草 10g　瓜壳 10g

北沙参 10g　牛蒡子 10g　天花粉 10g　玄参 15 ～ 25g

柴胡 15g　生白芍 15 ～ 25g　生地黄 15 ～ 25g　马勃 10g

生山楂 30 ～ 50g　生赭石 30g（另包冲服）　川牛膝 30g

2 号方：血府逐瘀汤加减：地芍楂柴桔赤红，桃丹三莪鳖地龙，芥瓜牛膝葶半牙，蛭赭薄

生地黄 15g　生白芍 15g　生山楂 15g　柴胡 10g　桔梗 10g

赤芍 30g　红花 10g　桃仁 50g　丹参 50g　三棱 30g

莪术 30g　土鳖虫 30g　地龙 30g　白芥子 30g　瓜壳 30g

牛膝 30g　葶苈子 30g　半夏 30g　牙皂 12g　水蛭 10g

薄荷 10g（另包后下）　生赭石 30g（另包冲服）

3 号方：四逆散加减：柴芍草楝地枸杞，枣楂连萸川赭薄

柴胡 15g　生白芍 15 ～ 20g　炙甘草 10g　川楝子 10g

生地黄 15 ～ 25g　枸杞子 15 ～ 30g　山茱萸 15 ～ 30g

生山楂 30 ～ 50g　黄连 6g　吴茱萸 1g　川牛膝 30g

生赭石 30g（另包冲服）　薄荷 10g（另包后下）

4 号方：大定风珠：地芍枸杞草楂萸，龙牡石决麦味赭

生地黄 15g　枸杞子 15g　白芍 15g　炙甘草 8g

生山楂 15g　山茱萸 15g　生龙骨 30g　生牡蛎 30g

石决明 30g（另包先煎 10 分钟）　麦冬 20g

五味子 10g　代赭石 30g（另包冲服）

（2）常用加减

· 刷牙出血、流鼻血或有其他出血时：1 号方加栀子碳、藕节碳 30g；2 号方加血余炭 30g；3 号方加白茅根 30g。

· 大小便见血：可换以大、小蓟（尿血多用）、地榆炭（便血多用）等。

· 感冒咳嗽：矮地茶、蝉衣 15g （诸方皆可加） 。

· 呕吐上逆：郁金、藿香 15g （1 号方加）。

· 牙根肿痛：地骨皮、蜂房 20g （2 号方加） 。

· 斑疹痒疮：大青叶、丹皮 15g、蝉衣 10 ～ 15g （诸方皆可加）。

· 带下热结：1 号方加蒲公英 20 ～ 30g；2 号方加乌贼骨 20 ～ 30g；3 号方加蒲公英、焦柏 20g。

· 腰痛膝软：3 号方加桑寄生、续断、金狗脊 30g；4 号方或加杜仲、巴戟天 20g。

· 失眠：3 号方加酸枣仁、合欢皮 30g，或远志、夜交藤 30g 茯神 30g。

· 癥瘕包块：甲珠 5g、猫爪草 30g。

· 大便不畅得厉害：重用生山楂 30g，或加熟地黄 5 ～ 10g。

· 冒酸：生山楂减量 10 ～ 15g。

· 大便稀溏：可不用生赭石。

（3）伤寒类病证方剂

一号方：桂枝汤加柴胡

柴胡 15g　桂枝 10g　生白芍 10g　生姜 10g　大枣 10g　炙甘草 10g

或加：半夏 30g　茯苓 30g　苍术 30g　吴茱萸 10g

或用柴当四逆汤：柴桂芍草姜枣归，辛萸朴杏瓜夏葶芥

柴胡 15g　桂枝 10g　生白芍 10g　炙甘草 10g　生姜 10g

大枣 10g　当归 30g　细辛 5～10g　吴茱萸 10g　厚朴 10g

杏仁 10g　瓜壳 15g　半夏 15g　葶苈子 15g　白芥子 15g

2 号方：同上 2 号方

3 号方：玉屏风散加桂枝汤加减

黄芪 30g　党参 30g　白术 15g　防风 10g　桂枝 10g

生白芍 10g　炙甘草 10g　生姜 10g　大枣 10g　厚朴 10g

杏仁 10g　当归 30g　吴茱萸 10g　瓜壳 15g　半夏 15g

葶苈子 30g　白芥子 30g　葛根 30g　细辛 5～10g

（4）其他方剂

① 炙甘草汤：炙甘草 18g　党参 10g　大枣 10g　生地 45g　阿胶 10g（烊化）　火麻仁 30g　麦冬 10g　桂枝 10g　生姜 10g

② 小建中汤：饴糖 50g（烊化）　桂枝 10g　生白芍 20g　生姜 10g　大枣 10g　炙甘草 10g

【注】当病人胸中不闷塞，右寸不沉之后，方可加用此两个方补充精微物质，健脾胃善后。但若寸口脉沉，示胸腔不通，道路仍有堵塞，不得进用上二方或用其他补法，不然增添壅堵，则为壅补。

③ 当归四逆汤：对气血虚弱之女子使用。

④ 退烧方

退烧 1 号：银翘散加减

银花 15g　连翘 15g　牛蒡子 10g　蝉蜕 15g　石膏 60g

薄荷 10g（另包后下）　青蒿 60g　柴胡 20g　黄芩 10g

玄参 15g　生白芍 20g　生地 15g　生山楂 15g　马勃 10g

川牛膝 15g　生赭石 15g

先熬石膏，加一把糯米一起熬开 10 分钟，再加其余药、两斤西瓜捣碎一起熬 5 分钟左右，最后加薄荷烧开即可，每次喝墨水瓶体积那么多的药量即可。

退烧 2 号：四逆散加减

柴胡 15g　白芍 15g　炙甘草 8g　川楝子 10g　石膏 60 ～ 80g

青蒿 60 ～ 80g　银花 15g　连翘 15g　玄参 15g　牛蒡子 15g

【注】退烧 1 号和 2 号为小孩发烧常用，每间隔一小时交叉服用一次，绝对忌风。药后体温或会暂时升高，卧床盖被休息，多有汗出，切不可立即掀被换衣，须保持原状，待汗出过后，不觉发热时方可在被窝里换衣，且暂不洗澡。须忌一切油类，当只食清淡，否则烧难退。上二方组合，退烧功效甚好，屡试不爽。切记不能喂小孩鱼汤过早、过多，因为小孩胆汁胃液有限，消化能力有限，否则小孩易出现烦躁多动、夜啼或夜卧不安等，常思之。感冒咳嗽亦不可吃蛋，不易消化。

2. 杜爷爷煎、服药方法

以下为四个基本方的煎、服药方法。

（1）常规熬药方法

① 先用净水浸泡 5 分钟或更长时间，压平药渣水高出 2cm 左右（按经验适度即可）；

② 用浸泡的水熬药，先大火熬开，换小火保持沸腾继续 15 ～ 20 分钟；

③ 第一次熬好后，把药液倒出，再加入适量净水大火熬开，换小火保持沸腾继续 20 ～ 25 分钟；

④ 第二次熬好后，把药液倒出，再加入适量净水大火熬开，换小火保持沸腾继续 25 ～ 30 分钟；

⑤ 把这三次熬的量混合在一起分 4 次左右服完。故每次加水量以 4 次左右能吃完为度。

（2）服药方法

① 先取 1、2 号方各一副药如上法熬好，药液各用一容器装好，再各拿一个小碗，将两副药的生赭石分别全部倒入碗中。即现在每副药有两个容器，一个装药液，一个装生赭石，各是各的，分别配好。

② 上午服药两次，先服 1 号方，倒四分之一药液到生赭石碗中，搅匀后将药液喝了，剩下的生赭石留置下次再用；3 小时后再服 2 号方，亦是倒四分之一药液到生赭石碗中，搅匀后将药液喝了，剩下的生赭石留置下次再用。下午按上法再服药两次，先服 1 号方，3 小时后又再服 2 号方。第二日亦如此服药。两天之内将两副药吃完，剩下的生赭石沉淀倒掉。

③ 再取 2、3 号方各一副药如上法煎好服用。两天之内将两副药吃完，剩下的生赭石沉淀倒掉。

④ 再取 2、4 号方各一副药如上法煎好服用。两天之内将两副药吃完，剩下的生赭石沉淀倒掉。

3. 服药反应

肚子隐隐有痛感；屁比较多而且臭；大便次数增多，比较稀、臭，颜色黑或偏红，但有时只拉一点点，肛门或有灼热感。如果拉的次数多了，肛门不舒服，可以用温热水加点盐擦洗。

4. 饮食宜忌

① 忌生冷、腌卤、腊肉、鱼虾、牛羊肉、海鲜、麻辣烫、火锅、"串串香"等辛辣食物。

② 饮食清淡，早晚以素为宜，中午可以吃点新鲜猪肉，其他肉类忌食。

③ 水果之类加热或弄熟方可适量食用。

④ 感冒照常吃药，方中有治感冒的药物；女性月经期间亦不用停药。

第四篇 跟诊笔记

文 / 欢欢

此次成都之行，杜爷爷对于我来说是意外发现的宝贝。

曾经在一本书上看过一位著名作者，是个对自己极其严谨的人，每天按照规定的时间看书、吃饭、散步，一切程序化，还有日本作家村上春树，他们都有一个共同的特点，就是对自己的严格要求和日常生活秩序化的把握。

而杜爷爷，这位可爱的老中医，他将这些良好品质——展现在我面前，更重要的是他老人家做人的端正和成熟的医术，让我一直回味着。

初次去爷爷的诊所并没有太多期待，看一些资料知道这位医生擅长从肺论治，治疗各种疾病，但究竟如何从肺论治？我一头雾水。

诊所在成都的一条临街小巷子中，正当我还沉浸在街道两旁充满生活气息的小商铺时，转个弯，带我过去的朋友已说声：到了，就是这。于是一抬头，一快干净简单的小牌子印入眼帘。

几个台阶走上去，便进入诊所内，四周墙壁都是白色瓷砖，几条木板凳，供病人候诊所用，一个旧得不能再旧的木质写字台，后面坐着一位光头、面色特别健康的老爷爷。朋友简单向爷爷介绍我，爷爷乐呵呵地听着，然后招呼着我，给我拿板凳，让我坐在他身边一起跟诊。

怎么也想不到，爷爷是一位 90 岁的老人，面色比我还要好，声音洪亮，笑起来又像个孩子。

爷爷有个女儿，已经基本继承了爷爷的医术。开方治病由爷爷的女儿杜娘娘进行（成都人喜欢把阿姨叫做娘娘），最后由爷爷过目并签字。开方很有特点，每个人要开四副不同方剂，然后一天喝两副，交叉服用，一副方大概要喝 6 天左右。

来到杜爷爷面前的病人，杜爷爷十个有九个会问：你是不是一遇感冒两侧头胀，前额昏，眼睛胀，鼻塞，咽痒痛，干咳，喉间有黏痰，不易咳出来，胸中闷塞，大便干燥难解，解了之后还觉得没解干净、没解尽？爷爷用着带有成都口音的音调，每每来人，都会这么问，听久了，竟觉得像曲固定的旋律。一旦病人说是这样子的，爷爷又会为他们把脉，只把两手的寸、关两脉。然后自言自语说：看看嘛、看看嘛，两寸沉、右寸尤沉，两关弦。然后又对病人说，你小时候一睡觉就上半身汗出，刷牙偶尔会出血，也会流鼻血，睡觉喜欢侧睡。又把病人的头抬起来，招呼我们看病人的鼻孔。

看了一下午，我发现几乎没有病人的鼻孔是一样大的。

终于我忍不住了，开始抽空儿提出问题："爷爷，您为什么每次都问同样的问题？他们的症状都一样，病因也都一样吗？"

爷爷眼睛一亮，声音也提高了一度："当然，他们都是小时候感冒没治对，滥用消炎药、抗生素，导致横膈膜以上不通。肺为华盖嘛，上面不通，下面怎么会没有问题！"一边说着，还一边拿着我的手来敲打我的胸腔，力量真的很大，完全不像位老人的手劲。

我痛得直往后躲，同去的朋友还有杜娘娘似乎已经习惯了爷爷这样，在一旁笑着。而我则困惑了，这么多人、这么多症状，都可以说这病因来源于感冒的抗生素滥用吗？接着问："十个人有九个人中都是这原因吗？"

爷爷肯定地回答："十个人中有九个都是这个原因。"然后接着用提高了一度的声音说："你们要分析我们国家的大环境嘛，现在的医疗体制是什么样子的？这个中西医怎么可以随便结合呢，根本是两个体系的东西！"看着爷爷认真严肃的样子，只得点头称是。

接下来的几天，我一直处在听爷爷强调这句话的环境中了。

第二天见到爷爷的时候，他换了一件蓝色和白色相间的竖条衬衣，整齐地掖在深黄色的布裤子中，我不禁赞叹：爷爷真的太帅了！我从没见到90岁的老人把衬衣穿得如此精神！

爷爷则同昨天一样，乐呵呵地招呼我坐在他身边，开始随他问诊。遇到有代表性的病人就让我把脉，同样只把寸关两脉。爷爷只要稍微把脉，笑眯眯地看着病人一会儿，就自顾自地把病人的症状都说出来了，说完症状还要说人家的性格脾气。

遇到女病人，爷爷重视月经期间是否腹痛、有无血块，然后直言不讳地问人家，你是否做过两次人流等等。被问到的病人要么矢口否认，要么大方地承认。遇到男性患者，爷爷主要问多大开始交朋友？更有甚者，爷爷指出一个男患者的老婆至少做过三次人流。我眼见那位患者先是一脸惊讶的表情然后点头忙说：爷爷您真是神人！

在一位饱经世事的90岁的老人面前，我们的行为被看得明明白白。而在一位90岁的老中医面前呢？只要一把脉，身体状况显示得明明白白。再看看眼前这人的面相、眼神，配合着身体状况，综合分析加经验判断，八九不离十，一个人的综合定位系统已在爷爷那备份了。这是中医的妙处，也是医者用心之所在啊！

下午，从两点到六点，病人一直没有断过，爷爷一直在和病人沟通，不厌其烦地告诉他们服药方法，一遍没听懂就再说一遍。整整 4 个小时，爷爷一直在说话，而声音却没有变，精气神还是那么足。

直到病人走光了，要闭馆的时候，我看着爷爷的气色，心里还琢磨着能多问几句就问几句吧，但可别太累着他，毕竟也是 90 岁的人了，看了一天的病人，能不累嘛。

正想着，爷爷不知道从什么地方提出一桶水，放在看病的大厅，手拎着抹布，弯腰在桶里涮，然后又猛地起身，径直走到写字台前擦起灰尘。我当时傻了 3 秒，这身手，未免太矫捷利索了吧，换在北京，一个 CBD 商圈中写字楼的小白领也没有这个利索劲儿！

看来生命所呈现的状态有时真的不是年龄所决定的……

我关心他如何发现"从肺论治"的经过，话题从年轻时候的生活状态聊起。

爷爷是那个时代的大学生，响应国家号召，学习俄语。爷爷回忆说他只用了一年的时间就自学了俄文，然后，因为舅舅是中医，耳濡目染，就自己尝试用俄文翻译《伤寒论》。后来爷爷被打成右派，每天要担着上百斤的担子，在乡间走 10 趟，晚上又不让睡觉，漫漫长夜只能在院子中度过。那时候爷爷的身体变得非常不好，但对中医的学习，是一直没有断过的。夫人走得早，大概在爷爷四十岁左右的时候。周围人劝爷爷再找一位，一起过日子，也好有个照应，但都被谢绝了，最后，爷爷的妈妈说了一句：算了，找不到和你一样过日子简朴、勤劳的女人了，谁能和你过一起去呢？此事就此作罢。而这一作罢，竟过了 50 年。

直到不久前，还有邻居说要给爷爷找个老伴，问爷爷有什么要求？爷爷则回答说：日子各过各的，钱各管各的。"那找老伴还有什么意义呢？"我不禁笑着说："是啊，所以就不找了吗？"爷爷像个顽皮的孩子一样的，也笑了，"我这几十年来，从来没有耍过一次（成都人把玩叫做耍），自己也可以照顾自己，找她干吗呢，自己一个人挺好的。"爷爷说得这样轻松，我想爷爷也是从年轻时候过来的，又处在成都这样一个休闲之都，喝茶、撮麻将是很多人都喜爱的休闲活动，可爷爷却说自己这么多年来从来没有耍过一次，只一个人读书，在大学里工作、看病，把孩子拉扯大。这年复一年的日子，需要一颗怎样的平淡之心来度过？

这种规律、节制的生活背后，是理智使然还是本性如此？

　　就这样，我跟在爷爷的背后，看着他把厨房、灶台、床头，里里外外地擦了个遍。把洗干净的裤子收下来，手拎着裤腿，按照两条裤线的方向折叠好，整理好，简朴，却对生活品质和细节的追求丝毫不差。

　　弄好了这些后，爷爷给我看这几十年他所订阅的各地医学期刊和他所读过的《伤寒论》，书的缝隙处布满了爷爷的笔迹，有的干脆在页面贴上一张纸，展开一看，又是密密麻麻的读书笔记。我想也正是这样的学习和思考让爷爷发现了自己的治病思路。发现了从肺论治的诊疗方法。这种读书方式，下苦功夫钻研不是随便说说的，是这几十年来一步一步地用双脚丈量着走过的。

　　快七点钟的时候，爷爷做完了日常家务，到了看报时间，每天看报纸是他老人家几十年养成的习惯，除了广告，其他都要仔细看的，看过之后还要分析一些有代表性的事情，什么国家战略、社会新闻，统统不放过。难怪爷爷经常说看病也要分析我们国家这几年大的医疗环境。其实爷爷这四副方中又何尝不是如此呢，1 号方主要针对处理现代人感冒后遗症，2 号方主要解决胸中瘀堵，集中力量解决主要矛盾。3 号方巩固 1 号方，4 号方平衡整体。既有主要矛盾又兼顾平衡整体，自有其逻辑在里面。

　　杜爷爷爱喝牛奶，每天要喝一斤的量，中午可以吃四两米饭，每天早上起来要自己活动 40 分钟，心态好，总是乐呵呵的，"能年皆度百岁而动作不衰者，以其德全不危也。"一个"德"字里面包含的内容，看似深奥，却也能从爷爷身上得到验证。爷爷对生活的节俭、知足，对待财富的淡然，对所受苦难的释然……而现在的我们，追求吃什么健康、做什么健康，是不是有些舍本求末了呢？

　　（编者注：文中提及处方，仅为中医学子临床跟诊心得，具体应用时，须经专业医师指导，仔细辨证！）

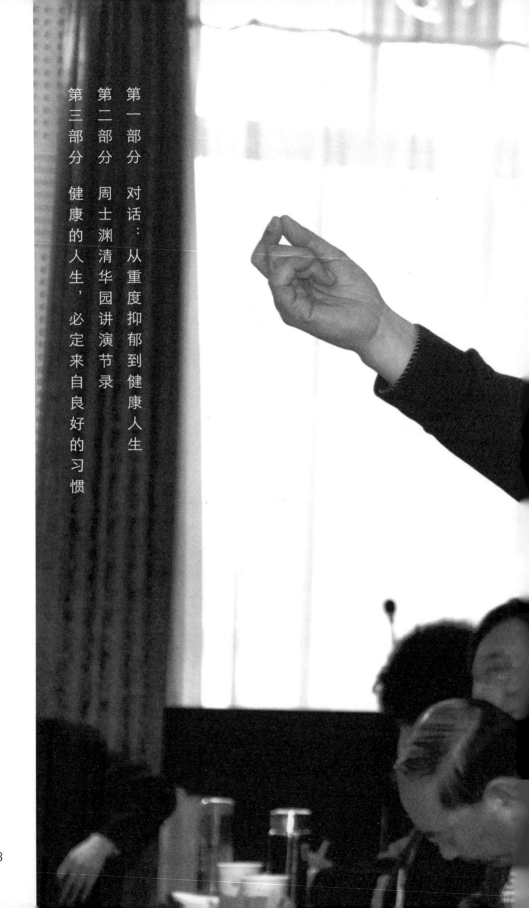

超越病体・人生可以美得如此意外

——一个人，和他的168个习惯

采访现场:

地 点　2013 年 5 月
时 间　山西太原市 27 号院

访问人　田　原（中国医药科技出版社，中医文化传播人）
受访人　周士渊（养生专家，清华大学教授，中国习惯研究第一人）

参加人员

赵中月（策划人，中医文化传播人）

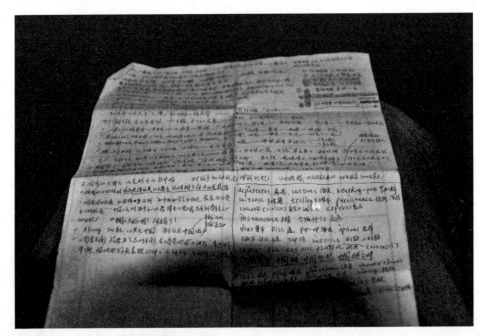

周士渊随身"健康包"里记录的每天"习惯"

第一部分 对话：从重度抑郁到健康人生

1. 从重度抑郁到 168 种习惯

周士渊：先请各位猜一猜我有多大年龄？

田　原：五十几岁？

周士渊：那是很久以前了。再有两年就到古稀之年了。

田　原：68 岁？怎么保养得这么好！

周士渊：不好，原来我是病夫一个，几经生死。

42 年以前，25 岁，在清华，一个晚上，三次要把自己干掉，碰到水泥的墙就往上撞，浑身是血，还有一口气，碰到了瓶子，深夜，不管什么就往胃里面倒，被人发现抢救，到北医三院，查喝了什么？98% 的浓硫酸……

从 25 ～ 35 岁，10 年时间，我在清华病休了五年，住院三年。各种病。当时器官整个都感染了，因为喝了浓硫酸，你看我这个手，都是硫酸烧过的痕迹。

田　原：那为什么要喝浓硫酸？

周士渊：抑郁症。不想活了，太痛苦。

田　原：哦，重度抑郁症吗？

周士渊：抑郁症。一个是社会原因，一个是我的个性原因，结合起来就变成了重度抑郁症。

过程是非常残忍的，但是没想到，现在 68 岁了，整个状况非常好，血压是 120/80mmHg，我能在一个 66 米的游泳池，一气游 60 个来回．前几天在鄂尔多斯，整个一天，都是我一个人演讲，下午三百人，麦克风不停……和张明敏同台演出，我的朗诵比张明敏唱歌的现场效果不差，因为是我真实的故事，这里面我有太多的生命感慨，因此我要跟大家分享，交流。

分享我的研究和发现，核心也就是两个字：习惯。

田　原：习惯？

周士渊：对，就是习惯！你看《黄帝内经》，"上古天真论"，第一篇第一段讲什么？讲的是规律。劳逸结合，也是习惯，有了好习惯就健康长寿。"以酒为浆，以妄为常，醉以入房"的坏习惯，就会病痛百出。

田　原：25 岁得病之后开始想到这些？

周士渊：后来又得病了，病休了四五年，当时是器官切开了，胃切掉四分之一。整个的手术过程都不知道，如果不救的话我就死掉了。

我这一生要是总结的话就是有两条，一条是在我生命最垂危的时候，真是太多的人鼓励我，给我温暖，如果没有这些温暖，当时如果听到那么多难听的话，根据我的性格，我可能还会走。

那时候是 1971 年，我是 1967 年考进的清华，因此我觉得对于抑郁症患者来说，温暖、爱是特别重要。

第二个，我一生当中最受益的就是这个习惯，实际上，最初的一个习惯都是盲目的，不是有意识的。

1980 年无路可走了，我们清华办第一批气功学习班，我偷偷从医院跑出来参加……没想到好了，后来就出院了，由此，我认识到我们古老的中医、气功、养生特别有道理，现在我自己也有养生的理论，当了我们老年学学会科学养生专业委员会所谓的专家委员会主任，其实就是我这个重病号自己总结，形成了自己的理论。

田　原：关于生命健康的原创思想都经历了苦难啊！您最初的改变是因为气功？

周士渊：最初的改变是因为气功。根本上说，就是找到了习惯，因为没办法了，我总是在医院里面，当时我的肝问题比较大，指标怎么也不正常。

田　原：抑郁症，导致肝脏出问题。也许是肝脏问题在先。

周士渊：抑郁症后来倒是好了，是太多人的关爱。后来我回家了，家里给的全部都是温暖，这一点我的体会特别深，然后就追溯到习惯了。当然，那个气功是没有办法，是逼出来的习惯。后来我看到那本《世界上最伟大的推销员》，全世界的畅销书，没想到这本书里面有奥妙，它说在十卷羊皮卷里面的第一卷里，隐藏了一个奥秘，能够领悟这个奥秘的智者，世界上寥寥无几，当时没想到最后就是习惯问题，从此我就对这个感兴趣了，直到现在，我变成了所谓中国习惯研究的第一人。用在了健康上，就养成了大量的健康习惯。身体也就越来越健康。

田　原：“习惯”这两个字，大家是太习惯了，但是真正能把它与健康联系起来，应用在身体上，似乎是都没有太自觉。有时候坚持一种习惯都不长久啊，形成好习惯有捷径吗？

周士渊：也许有吧。简单说，我自己养成了 168 种习惯。

田　原：168 种习惯？一天 24 小时都是习惯和习惯的连贯……

周士渊：我每天早上四点起来，这是从十几年前养成的。晚九点半睡觉。

田　原：那您今天就破坏习惯了，现在已经是夜间 11 点了。（笑）

周士渊：这个习惯，有一定的灵活性。这个灵活是什么？就是孔子说的“七十而从心所欲，不逾矩”。因为我是有规律的前提下，随心所欲，这两者处理得既有原则，也有灵活性。

田　原：理解。咱们从四点起床开始说起。

周士渊：起来以后，上洗手间，这个洗手间是一个电马桶，还有热水。我今年 68 岁，这个头发没染，我的习惯是用手这样拍，拍 64 下。

昨天去理发，理发师说你这两边的头发那么黑？为什么？从两个月以前，我就开始这么拍，因为这地方有白发，我这样肯定会对这个地方有帮助……

因为一个养生专家的头发特别好，他每天都梳多少次、多少次。我自己也买了一个磁性的梳子，每次梳 128 下，然后一杯温开水，一杯果汁，两个核桃，葡萄干，还要吃一个最好的大枣。吃完了就上网，写作。

写到六点半，然后出去遛狗，我们家养了两个小狗，我一边遛一边在嘴里练“呜”，因为这个呜的发音有养生作用，这个习惯也是多年了。我每天吃两顿饭，几年前，我认为我们的营养都过剩，吃两顿就很好，因此八九点钟吃饭，工作，十一点半午睡一个小时，起来第一件事是练自发功。

吕紫剑知道吗？他教给我的，练有 10 年了。现在练给你们看，300 下，

163

我这都是有数的，习惯了。

田　原：所谓自发功，就是跟着自己的感觉走啊。

周士渊：它总是以扭动方式，因此我脑子里就默数300下，我就停下来了，这是自发功。做功的时候背对着太阳，之后我就打坐，数64下。几年前我眼睛有问题，就练这个眼保，一整套的，之后我就搓脸和脖子，然后我再敲头，25下，然后是鼻子和口齿，再练四头肌，做8个8拍，之后就到游泳池去，游泳前我在那里做一整套动作，这样做，自己数到15，又来两三次，这是第一个动作。

我研究习惯，然后就把它变成我的东西，有的人他没有习惯，听过就听过了，因此我觉得在卫生界、医学界特别值得提倡"习惯"两个字，否则很多东西知道了也就过去了，仅仅依靠医药是没出路的。你看我的膝盖是绷直的，这都是习惯了，然后，游泳的时候念经，念一些自己感兴趣的经典，天天念，还有诗。

田　原：我觉得您的声音好听，有磁性。

周士渊：是吗？我给你背首诗歌，"轻轻地我走了，正如我轻轻地来，我轻轻地招手，作别西边的云彩，那河畔的金柳，是夕阳中的新娘，波光里的艳影，在我的心头荡漾"。（掌声）

念经以后我干什么？做桑拿的一整套动作，然后往冷水里跳，冰水浴，我的血压是120/80mmHg，跟这个大有关系。

我自己感觉，假如说我60岁站在讲台上，到100岁还站在讲台上，站上去就是一种收获，因为当年是这么惨，因此我把所有这些都看成事业的一部分，我的游泳就是我的事业，我的练功是我的事业，不是多余的，这些都是我的事业。100岁还在讲台上，多幸福！我肯定能做到这一点。

田　原：我突然觉得您讲的这些习惯，特别象"功夫"。而且这些功夫上身就是终身携带了。

其实呢，"习惯"和我们每个人都不远。更多时候我们拥有它，却不了解它。把习惯看做是自己的事业，这个理念太精彩了！这个信念看似微观，其实宏大，经营那么多好习惯如同经营百年事业，这也许就是您健康的捷径了。

2. 健康金三角：治、养、护

赵中月：我觉得周教授可能是研究习惯的第一人。您把"习惯"做一个理性的描述。

周士渊：是这样的，我们人普遍有两大弱点，第一个弱点我们把它叫做"知而不行"；第二个弱点是"行而不恒"。试想，一个人如果在习惯上下功夫，生命是会发生质变的。

为什么"知而不行"？因为养成习惯你必须坚持，你要不断行动，你要主动行动，要足够的行动。比如陶行知，讲行和知，因为行动比知道更重要，就是要把行放在前面。但是他对怎么行？没有讲具体。我认为这个行必须要行到一百度，因为你行不到一百度，就像水烧到90℃没开一样，等于白烧了，但是一旦开了以后就成了，那你的行才达到最终成果。

第二句话：不立志则不行，行而必恒。我们所有的病都病在什么地方呢？病来如山倒，去病如抽丝。挂掉瓶，这些治病的方法有用吗？现在所有的人都讴歌坚持，但是怎么坚持？没有深入研究。我的研究，最重要的就是习惯，每天坚持。就像你吃东西一样一直坚持，使之成为习惯，就像刷牙洗脸已经成为习惯，不刷牙，你会难受。因此任何东西只要成了习惯就成功了一半。就做到了知而必行，行而必恒。

因此我第三句话就是恒而必达。知必行、行必恒、恒必达。知而必行，你的行动力就强；行而必恒，你的持久力要变强；恒而必达，你的执行力就必须要变强。因此说什么是执行？就是一个人做什么成什么，执行力强；一个人做什么成不了什么，就是执行力差。这个病解决不了，我这个执行力就不行。我现在的执行力就很强，因为我的病都被我执行掉了。怎么样才能行？方法就是把它变成习惯。这是关于习惯的一个理论。

第二个，我发现习惯和行动，有五个方面的关系，第一个启动，不启动你怎么成为习惯？第二是自动，第三是主动。领导都希望员工能够主动，大夫也希望病人主动，怎么主动？成为习惯了他就主动。第四个恒动，这个动是坚持。第五个乐动，他是乐的，为什么呢？因为这已经成为习惯了，而且成了习惯他就乐意去动了，就会有好处不断，你的快乐就来了。

因此大家说什么是幸福？幸福就是快乐加上有意义。怎么样人生才能快乐有意义？哈佛的研究发现了习惯，因为成了习惯你肯定坚持，坚持就会快乐，快乐了就要做，你就会想要去不断坚持、不断突破，这样你就会觉得有意义。

刚才赵老师问理性上怎么解释？我们经常讲有理、有据、有实。有理，就是理论上。

有据，就是谁说的？我说的算老几？孔子说的就不一样了。有实，前面我们都可以说理性的，实际上怎么样？因此，习惯里面，这三个方面都有。说我发现了什么东西？其实中国五千年文化，不夸张地说，皇冠上那颗最耀眼的明珠就是习惯。

文化涉及到很多方面，但是在林林总总的文化上面，什么是皇冠？就是那些经典，《道德经》、《易经》、《黄帝内经》，这些经典我们可以说把它比喻成所有文化的皇冠，这顶皇冠上有很多明珠。

什么是明珠？我们知道，一部经典它的开篇都是本书的核心。

比如《论语》第一句，"学而时习之，不亦说乎"。怎么样才能快乐、幸福、成功？关键在前面的五个字——"学而时习之"，这五个字太重要。中华民族对学习的崇拜，应该放在最有代表性的经典《论语》的第一句。第二，学和习要分开，一个是"学"、一个是"习"，它在强调其中的一个方面，那大家看看它强调的是"学"还是"习"？显然是"习"，对不对？这个"学习"指学习所有的东西，学了一个"习"啊，你不"习"的话又怎么能达到"学"？全忘记了，你要说不忘那是不可能的。因此《论语》的第一句就强调"学习"。

我深信，一定是孔子生前老是在强调这个，因为孔子已经发现，如此重要的"学习"，有两种完全不同的态度，少部分人懂得习惯的重要，开始"学而时习之"，更多的人是"学而不习之"；学而时习之的，我成绩比你好，我聪明，变成习惯，一辈子受用不尽，而另外不懂这个东西的人，就会听完就过了。

家喻户晓的《三字经》第一句："人之初，性本善，性相近，习相远"。

"性相近"的"性"是什么？指的是天性。"习相远"的"习"是什么？指的是习性、习惯。古人太聪明了，把我们的性格分成两部分，一部分是生出来的天性部分，一部分是生出来的习性部分。天性部分怎么样？人与人有差别，但总体来说差别还是不算大，最大的差别是什么？"习相远"，后天因为家庭教育、环境这些……因此我们修炼性格。我们修身、修心，修什么？就是修性格，修性格怎么修？显然就是修我们的习惯。因此我们现在提出来一句话，与其是说性格决定命运，还不如说习惯决定命运。

再说《弟子规》，通篇都在谈习惯，一开篇："父母呼应勿缓，父母命行勿懒"。

就是父母叫你，你的动作不应该缓慢，父母命令你，你的行动不应该懒，父母教你你应该听，父母责，需要顺承。因此这个都是在让你从小养成一些良好的习惯。

然后我们再说《道德经》。"道"是什么？道就是像道路一样的东西，走的人多了，它就成了"路"。因为人生下来的时候空茫茫一片，然后重复得多了，这个习惯就出来了。我老是这样刷牙，就成了习惯，我老这么说话，我的说话习惯、我的走路习惯，或好或坏，都成规律了，因此，"道"是通过习惯达到的。

我们所谓修养、修心，所有的"修"，本质上是在修性。那么多经典在第一段通篇都在强调"性"。

3600年前，商朝汤王，第一个国君，他刻在石碑上的几个字也在强调"性"。他刻的是哪几个字？"苟日新，日日新，又日新"。什么叫"日日新"？就是假如有的东西新了，他没有用过，就感觉这个行，这个就叫"日日新"，习惯创新。因此我说习惯是中华五千年文化皇冠上最耀眼的明珠。

现在人为什么做不到？他就是不重视习惯。我养成了 168 种习惯，我的转化力就特别强，只要看好的事情，我就会很认真把它变成习惯，以此来解决这个问题、那个问题。

现实问题，就是对习惯强调得不够，认识不够，观念没有更新。

田　原："经营习惯如同经营事业"，咱们还说这句话，很有分量的一句话，我觉得很少有人会这样想过。周教授首先解决了关于习惯的认识和理念的突破。从好习惯到良性规律，等于从人道进入天道。另一方面，期待建立无数个好习惯，对于多彩奔放的现代生活来讲似乎不容易。

周士渊：难在哪？我觉得难在我们已经养成的一些痼癖习惯上，而没有从养护生命的角度上审视和反思这些习惯，哪些是良好的，哪些是有害的，避害趋利，重新养成健康的习惯。比如，我养成了 168 种习惯，我的健康就有了可靠的保障，我还把养成习惯的方法都放进一本书里，我写了一本书，《人生可以美得如此意外》，这次忘记带来了。我就写我养成习惯的那些方法，我要培养读者适度模仿。

田　原：好习惯、坏习惯，我们有中医理论做它们的分界线。这里面千差万别，也有人坏习惯认为是好习惯。所以认识习惯更重要，其次是有培养好习惯的方法。

周士渊：以乘车系安全带为例，西方人，你看男女老少都系安全带，我们就差很多。

安全是不是健康，你不安全怎么健康？

我习惯的养成非常简单，西方人把一个习惯养成平均用 21 天，我说不用，为什么不用？我现在拿一个驾驶证，我意识到安全的作用，我在驾驶的第一刻，系上安全带，拔掉系上、拔掉系上，5 分钟我重复 100 次。因为习惯的核心就是重复嘛，重复到你印象足够深时就成为习惯了，21 天养成习惯只是在盲目的情况下。我就 5 分钟，后面肯定就成习惯了。

田　原：重复是为了印象深刻！入脑不如入心。

我有体会，我学开车第一天开始，就给自己规定，一不超速，二不抢道。因为有一句话在先，常在河边走，没有不湿鞋。你开车，就意味着有一些危险的几率，那么我就从微小的细节上开始警觉，这样就导致任何时候，再着急的事，只要开车就不着急，把安全带系上以后，我就对自己讲：现在开车，安全第一，好多事情往旁边放，不要去想，要不没办法开车。什么事都不要着急，谁在前边超车我都无所谓。

周士渊：你有意识的。

田　原：对。这个风险意识深入我心。所以您看很多年轻人开车很稳，不出意外。一些老司机反倒出事儿。这其实和他的开车理念有关。所以您认识好习惯的理念很重要。

周士渊：我们要告诉他重要性，所谓学习就是学习重要性。

这里头也涉及一个问题，究竟是哪个更重要，健康重要还是钱重要？另外还涉及到习惯和观念的关系，总有人说如何改变观念，如果观念没有一个指导你怎么去改变？观念好比一颗种子，是良种，现在到处找良种，却把家里一大堆良种放坏了。

我们说的习惯是什么？习惯是把好的良种，找出来去种，我去浇水、去灌溉、去养护，最后让他长出良好的果实。现在很多人，天天观念挂在嘴上，一大堆，观念、观念，观而不念。

田　原：有很多这样的人，有很多知识，没有实践经历。或者对实践不感兴趣。比如中医看病也是讲领悟和体悟的，有很多久病成医的人成就了自己的"原创医学模式"。

周士渊：因此我把学习两个字分开来，同样一个学，不断学，习一点点，最后你到此为止。

其实"习"很漫长，这等于吃一点东西，消化很费时间，像烧开水一样，零度、五十度、九十度、一百度就变了，变了就无限地延长了，他就自然坚持了。很多人坚持都盲目，我一问，答我正在坚持，实际上你这个三五十年的坚持，核心在于你三五天的坚持……

我现在发明了一个移动理论，你也不是不坚持，你也在烧水，但是你不懂得"一百度"就能治病，你就到"九十九度"放弃了。我就比你多了什么？我就比你多了一度，多了一度我就治病了。我就有这个东西，你就到此为止了。所有的趋势都一样。

因此我现在说，关于"学而时习之"的解释，有人解释习是"温习"，我说错了，如果盲目地温习，孔子不会"不亦说乎"，而是"不亦恨乎"了！为什么？所有的学习都一样的，做人、做事的道理都一样。

"少成若天性，习惯成自然"。然后"性相近，习相远"。

也是孔子讲的。《中庸》里讲到："人一能之，己百之，人十能之，己千之"，我们也知道"虽愚必明，虽柔必强"。

所有的成功人士都是重复出来的，这个重复就是习惯，但是我这个重复不是盲目的重复，而是明确、习惯的重复。因此我觉得整个医学界，整个社会应该是习惯的问题。

而且对于健康，我自己有这样一个理念，第一个叫"三分治、七分养、十分护"。什么意思？等于我发现了健康的金三角，治、养、护。因为治明确了，养最主要的概念是往上升的意思。

但是我们会发现健康是往上、往下。为什么往上又往下？用我的话说，一边盖房子，一边拆房子；一边在存钱，一边大把取钱。有人打太极拳，有的人吃药，但他晚上不睡、早晨不起；要风度不要温度，要钱不要命，动不动生气，动不动发火……所有这些东西破坏了，对此我们只是"三分治、七分养"，如果没有"十分护"，还是有很大的问题。

所谓护，就是去掉破坏因素，不要去破坏。因此，我认为这个"金三角"就是整体的健康。

第二个观念，围绕整体健康，围绕每一场病，根据"三分治，七分养，十分护"的原则，编成一个"习惯配方"。所谓"配方"是综合的概念，这个综合的原则就是"三分治，七分养，十分护"。当然，这个配方也是因人、因时、因事而定。得病如山倒、去病如抽丝，没有充分的耐心，似做非做，断断续续，这样一个单方面的、断断续续地，和一个连续的配方，哪个厉害些？因此，围绕你的整体去制定习惯配方。我就是通过这个习惯配方，解决了很多问题，包括我的眼睛，以前动过手术，但没想到手术后视力比以前还好，为什么？手术后大夫教我按摩，很多人不按摩，我就按摩，每天坚持。早上起来写作累了，我就练功，练那个指法功，一边练一边按摩眼睛，这就是个配方结构，没想到，以前我检查视力是 0.8，这次配眼镜一检查 1.2，这个真的很奇迹。因此我现在特别想说这句话，就是"三分治，七分养，十分护"，坚持不变。

田　原："习惯配方"，太好了！我也要给自己开这个方子了。周教授讲得很生动，都是他自己的体会，但是我发现很多人，他不想要健康吗？是真心的想要吗？比方说，我昨天写文章还写到：这些年采访中，我发现中医里面优秀的技术从来没有丢失过，它在中国人五千年的生命道路上，不时地像珍珠一样闪现，但真正想拾取它的人非常少，因为不想要它。我觉得这一点很重要，其实本心他不想要。

周士渊：这是一个。

田　原：您在死亡的边缘线上重新站起来的时候，生命、活着，对您的意义是不同的。

周士渊：我对健康的思想是根深蒂固。

田　原：也许那是生命的开蒙和觉悟，虽然痛苦万分但是您毕竟得到了人生的升华。

周士渊：一是说他不想要，再一个他有畏惧的情况，碰到一个难题，感觉自己解决不了，解决不了我就躲，就绕。实际很多难题是能解决的，我解决了之后我就知道，我把这个办法——变成一个习惯就可以嘛！就可以省却了很多环节。因此我们要树立榜样，让他看到有办法。我自己争取为大家树立榜样，我当年败给它，现在我赢了。

田　原：我们需要您这样的榜样力量。

周士渊：就是因为很多人还没有认识习惯，不知道习惯有那么神奇。

3. 生活习惯构成了生活方式

赵中月：周老师把习惯提到决定健康这样一个高度上来，非常有现实意义，从这个角度谈健康问题，您是第一人。

关于习惯的背景，是很深厚的，不仅是历史典籍，而且人们日常生活当中，渗透在每个人的生活细节里，可以说是一直在暗中统摄、支撑和主导我们的存在形态。中国人有中国人的习惯，西方人有西方人的习惯，不同的习惯，就是不同的文化分野处。不过是我们中国人的习惯，因其文明延续时间太长而显得过于古旧一些。

其实我也在想，我们的四书五经等经典，主要传载的是周公、孔子、孟子这些人的思想，这些思想一直想给中国人建立什么东西？就是要建立起关于做人的一些规范，就是所说的纲常伦理，这些纲常伦理的意识和观念慢慢地深入人心之后，支配着行为方式，不自觉地就演变和固化成人们的种种习惯了。

周士渊：这个说法是对的。

赵中月：中国文化强调这么多的伦理关系，人与人之间，人与自然，人与社会，人与自体身心的关系等等，其实已经建立起一套习惯法。这种习惯法，也是法律的根基之一，现代法律，回过头来说也是要给人建立起一些良好的习惯。

周士渊：现代人是用法律手段，用强制的手段去养成习惯。

赵中月：法律的本质在于自律，中国人现在还处于被法律管制的阶段，就是所谓的"法制"。现代文明，就在于人们对法律有充分的自觉，能够依法自律、自觉。

刚才周老师反复强调习惯，还有"习惯配方"，您这两个理念确实是好，可很多人依然会无动于衷，就在于我们缺乏这种自觉能力，没有这种文化自觉力。想达到文化自觉需要启蒙，而启蒙没有先导力量是不行的，您说的对疾病的那种恐惧，或者说，您深切体会了病痛的过程，那么这个恐惧就是一种先导，引导你逐步战胜它。由此说来，对于一个完整的生命来说，疾病是必要的，疾病让我们更深刻地体会生命、认识生命、挖掘生命潜力，人类文明，也是在不断认识疾病和战胜疾病的过程中得到进步的。

因此说，疾病是一种哲学，这个哲学能够开启和开发人的智慧，差别在于你是被动还是主动。习惯就是被动的，现在我们要把它变成主动。

田　原：建立好习惯的能力其实每个人都有，但能通过病痛灾难领悟出来这个真谛，可能还是少数人。每天 168 个习惯，您是中国习惯第一人啊。其实我们回到每个人的生活习惯中，回到社会规范中，重新认识个人习惯与社会规则，达到正确理解非常关键啊。

周士渊：习惯在于培养，比如对小孩子。这也是个文明素养问题。

赵中月：我举一个例子，这个周老师会感兴趣。

我多年观察我母亲的习惯，老人家是大户人家出身，养成了一身良好的习惯。我父亲是历史反革命，走得也早，这一大家子由我母亲拉扯着，其艰难困苦的程度就不用说了，一直到老，86 岁的时候，不能动了，连我是谁都不认识了，却不放弃她的习惯。

在一起吃饭，筷子摆的位置不对，她还挣扎着要去恢复该有的样子。饭后，家人无所顾忌，碗往那一放，什么时候想刷时再刷，老人家用手示意——她的观念当中吃完饭必须洗干净。但没人去做，对此她的表情十分恼怒。

临去世的前几天，我喂她吃鸡蛋羹，仅剩下一点吞咽的机能了，但一口咽下去之后就闭嘴拒绝，她还能吃啊，这是为什么？我观察了一会儿，忽然意识到：是老人家嘴边的汁液没有擦净，这是她不能忍受的，我擦拭了之后，果然，她又继续吃了，这一点仍不含糊。

周士渊：因为那是她的习惯。

田　原：那是她生命的组成部分。

赵中月：她捍卫这种习惯，以此捍卫着她的生命尊严。这种对习惯的守护意识，是支撑她生命当中最后的意识，最为顽强的意识。习惯一旦养成了之后，会成为主导意识，会坚守到生命的最后一刻，由此看，习惯的生命力何其强大？习惯对于生命，真的具有决定性意义。

周士渊：赵老师你说母亲，我现在也一样，我出门的时候，我的桌子肯定是干净的，我的转椅和前面的桌子必须是平行的。为什么，我到日本去，看到的也是这样，就这样我自己才舒服，我不为别人，我为自己，一切都要整整齐齐，因为乱一点，我就不舒服，这都是习惯。

赵中月：这种习惯来源于哪里？往深里说是文化意识，中华文化，从远古就建立起了这种"中、正"的意识，生命唯其中正才能和，才能健康。所以说习惯的后面，有深厚的文化内涵。

田　原：周老师从生命健康的角度把习惯剖析得非常好，赵老师从文化认同的角度又给一个很好的阐释，而从老百姓的角度，我就在想，如何把这种我们习以为常，但又知其然不知所以然的习惯问题，能够让老百姓入耳入心，能够作用到他的生活中，用什么样的方式？

周士渊：故事，用故事。

我讲一个有趣的故事，我们家有两条小狗，我训练这个小狗养成新习惯，都养成了。我每天一出门，前面有一条马路，小狗一下子就窜出去，车过来就很危险，后来我让它养成习惯，出去慢慢走。它已经出去了我再叫，叫不住，后来我就在门开以前，我说"欢欢慢一点"。我为了让它意识到，我就故意把门开得稍微慢一些，让它知道什么是"慢慢"。我每次都这样，我是有意识的。而且它慢的时候，我鼓励它，它就又慢了。当你重复到一定程度变成什么，我开门时候变慢，它就慢慢地走出去，它好像忘记了上一个时间它是怎么做的，我就用这个方法让它养成了慢出门的习惯。

田　原：多长时间这样重复？

周士渊：两个月左右，没有明确的界限，但是我始终在给它重复。

我家这个小狗，你现在去的话，它懂数学，可以拍电视了，"一"，汪，"二"，汪汪，"三"，汪汪汪，"一加一"，汪汪……实际所有的东西，开始它不知道，你老重复、重复，重复到一定时候，原来是这么回事……

田　原：狗是不自觉的，您相信这个结果一定能出来？

周士渊：我相信一定能出来。因为我们在整个社会的层面上对习惯说的太少，明明是习惯，你非要说生活方式。后来我查了一下，"生活方式"，这个词我们原来的字典里没有，但你说我们现在应该改变生活方式，什么是生活方式？由什么构成的？还不是习惯吗？你只强调方式而不强调习惯，太抽象了。

田　原：是生活习惯构成的生活方式。

周士渊：这样老百姓很容易理解，因此，人的健康 60% 取决于自己，这是世界卫生组织说的。那么，60% 是什么？就是生活习惯。

赵中月：说得好。生活方式，不是中国原有的概念，大意是从西方人类学当中嬗变过来的，那么这个生活方式，把它改称"生活习惯"，我觉得很有意义。

周士渊：对，把生活方式变成生活习惯。

赵中月：另外，周老师您说的驯化小狗的过程，也引发我有这么一个想法。

人类的文明史不要说多么久远，其实就是从人如何驯化野兽变为家畜这个过程开始的、从野生的植物变成农作物开始的。这个过程是人类文明的萌芽，发生处。当然，远远不止几千年、几万年，由什么来解构这个文明往前演进？非圣人，不制度。制什么度？表面特征不说，包括到现在的政策法规等等，都是在制度，制这个"度"，根本上就是在培养习惯，是习惯一以贯之的。因此可以说，人类文明的进程，就是培养习惯的进程。

周士渊：文化的本质是习惯。所有文化的差异，就是习惯的差异，比如宗教，不吃猪肉，也是习惯的差异。

有一次我去大连开会，同室的专家很有意见，为什么只能安排我们两个人住一个房间？他很生气，当着我的面。当时我不太理解，后来理解了，为什么？因为明天都要做演讲，两个人的习惯是不一样的。我是早睡，他要晚睡；我要早起，他要晚起；我打呼噜，他不打呼噜。不一样的。因此就有冲突了。这个是人和人之间，包括婚姻冲突，大量的家庭冲突，都是习惯的冲突。

赵中月：国家之间也这样。习惯的冲突就直接导致文明的冲突。

周士渊：对，文明的冲突，真是这么回事。因此我现在写一本书，叫《习惯学》。我把它做成一门学问，叫"习惯学"，在网上你们可以看到，我写得差不多了。

4. 好的习惯决定健康

田　　原：您是"中国习惯学创建人"。

周士渊：我是发自内心的感觉，这个东西太有价值了。因此我现在去各地演讲，讲习惯问题，我爱人老说我，她是北京人，说我什么不顾正业了……但我控制不住，因为我觉得这个习惯深处有道理，对人生有极大的益处。用在事业上事业好，用在人际关系上人际关系好，用在健康上健康好。你看我的头发，68岁。当年病得那么重，为什么这么好？因为我养成了每天定时梳头，定时保健，这个习惯我养成了，我的胖瘦、皮肤都是习惯构成的。

赵中月：良好的习惯造就了您的健康。

周士渊：因此我说我一身"名牌"。（笑）我这个"名牌"，是说我的每一个习惯都有来历，都是一些大牌子的人教给我的。

田　　原：听说周老师记电话，300个电话号倒背如流，随便您说谁家。

周士渊：那也是习惯，我把那种方法，记忆的方法变成了习惯。

田　　原：说说您身上的"名牌习惯"？

周士渊：那多得不得了。我这个是吕紫剑老先生教我的，包括我打坐也是，吕紫剑120岁去世，这都是"名牌"。

包括梳头，我刚才讲的中医叫什么名字？70岁头发黑的，北京电视台老放他们夫妻两个，就是一天三次梳头，每次要10分钟的，因此一头乌发。有本书叫《从头到脚话健康》，我也想写本书，叫《从头到脚说习惯》。赶紧把这个题目写下来。我现在已经记了差不多60本书的题目，因此我写书写到100岁也写不完。《从头到脚说习惯》这个书一定畅销，我给大家去总结头发、眼睛、耳朵、嘴巴、牙齿、皮肤……从头到脚，怎样建立起养生的好习惯，每个动作都具体化。

田　　原：细节决定成败。实际上习惯，就是健康的诸多小细节。"从头到脚说习惯"，比如您说梳头……

周士渊：每天3次，每次10分钟。

田　原：后边有中医的理论。周教授从头到脚梳理出了一百个健康好习惯，这些好习惯可以按时间来分配。大家会乐意接受的。我来和您做长篇访谈吧，尽快让这 100 个好习惯精彩再现。

周士渊：欢迎你们到我家里谈，我家里有上海的姐姐、妹妹，到了我家感觉到了天堂，我家简直是太舒服了。实际上就是说我也是把这个家，也是安排了一种习惯。而且你可以看到，我的大量习惯的东西，包括我曾经写的 1001 篇文章，我从 2000 年 11 月 8 号开始每天亲自写一篇随笔，一共写了 1001 篇，你可以看到我的稿纸，因为那时候我还不会用电脑，这个牛皮纸口袋，一共 19 个口袋，然后我随手拿出一个东西，这个我叫健康包、随身包。这是我的随身包，每日的安排。我从 1998 年的 4 月到现在，每月一张，家里头就一两百张。因为我一摊开，就很清楚我这个月有哪些习惯，而且我这个后面有一些背诵的东西，你看这是从 1998 年的 4 月一直到现在，每个月一张。这个习惯你自己到我家就可以看到了，比如说我记的题目你都可以看到的，而且我从大概几年以前准备写《习惯学》，我就把每一个关于习惯学的闪光点，我都记在这个地方，我在日记上面有一天我就空了一页，然后每一个闪光点一、二、三、四编号，五、六、七、八……没有想到形成这个习惯。

田　原：哦，这是这个星期要做的事情……

周士渊：这个月的。

田　原：每个月都要做一次这样的表格。

周士渊：我有原稿的，然后复印一张。备忘录很多条，列出很多的，也会改掉，我有新的东西，赶快补充。十几年了。因此看到这些，人家很惊讶，对我来说都是习惯，习以为常。

你看我后面的字是不是写得很小，我的眼睛可以看见这么小的字。

赵中月：我都看不清楚啊。

周士渊：而且我现在还学英文呢！

田　原：中华有奇人。

周士渊：我觉得是中华奇人。而且我这个奇人是有一套方法可以让大家仿照的，让大家可以去做。

田　原：您想学英文这件事情，开始您一定会想"我学还是不学"？

周士渊：这个斗争了很长时间。

田　原：就是到底"要不要"的问题。

周士渊：要了之后我就知道方法。这个方法就是建立习惯，建立起习惯之后，就不会觉得坚持是一种痛苦，反而会得到快乐，再加以时日，你就等待良好的效果吧！还是那句话：人生可以美的如此意外呀！

田　原：还是很期待您那部《从头到脚说习惯》。

周士渊：需要你们的帮助，我们一起来做这件事。让大家从此去掉坏习惯，养成好习惯，从这里做起，健康就不再是个问题了！

田　原：很感谢周老师，您的故事很精彩，您的习惯更精彩。感谢您用苦难为大家找到一扇幸福之门。

（编者注：稿件根据录音综合整理，未经受访者本人审阅）

第二部分　周士渊清华园讲演节录

记得阿基米德有一句名言："给我一个支点，我就能撬起整个地球。"

对于我们的人生，是不是也有类似能将整个人生撬起的"支点"呢？如果有，那该多好啊！

根据我的研究和实践，我发现我们人生的这个"支点"是存在的，而且极为神奇。即使把它比喻成《一千零一夜》中的那盏神灯，也一点不过分。有了这盏神灯，我们每个人仿佛就能变得要什么，有什么；我们的人生就会好事连连，甚至还会发生一个又一个自己以往根本想都不敢想的奇迹！

那这一神奇支点、这盏奇妙神灯究竟是什么呢？

它真能给我们每个人的人生带来如此奇妙的变化吗？

要解开这个谜团，就要从我人生中，一个个真实得令人难以置信的意外开始说起！

一

我 1970 年清华毕业留校。我一个农家子弟，能考上清华，并且能留在清华，是多么令人羡慕！但没想到，一年多后，我竟痛苦万分地下决心要离开这个世界，而且在一个漆黑的深夜，我真这样做了！

在那个很多年来我不敢想起的深夜，重度抑郁症让我产生了轻生的念头。我在一个昏暗的实验大厅里，三次上吊未遂，摔得头破血流，在浑身鲜血、奄奄一息之际，我又将沙子往嘴里塞，将头往水泥墙上撞；最后竟还有一口气，在黑暗中我又摸到一个瓶子，也不管里面是什么，拧开了就往嘴里倒；没想到一倒进去，身体里面就像点起了一把熊熊大火，我一下子昏倒在地。

第二天早上工友发现后才把我送到医院。很久很久之后，终于活过来的我才知道，当时我倒进嘴里的竟是 98% 的浓硫酸！

当时我 25 岁。而在 25～35 岁这 10 年，也就是在人生几乎最好的 10 年黄金岁月中，我成了清华园有名的重病号——我先后累计病休了四五年、住院了两三年、身上开了三刀——这就是当年抢救时，切开气管所留下的。"非典"那年最厉害的就是切开气管抢救。我这里还有一个刀疤，我的胃被切除了十分之七。

对于当时的我，还有什么希望可言？可以说上天无路、入地无门，身心已化为一片废墟，人生已跌入万丈深渊！

大难不死，找到方法，必有后福！

二

那么，几十年后的今天，当我年趋古稀时，我的情况又如何呢？

按照常理，我这个人早就死了，不死也一定残废了，不残废，这一生一定变成药罐子了。但我既没死，又没残，也没有变成药罐子，如今的我，活得好、活得健康、活得让曾经的自己不可思议。

我现在究竟活得怎么个"好"、怎么个"健康"法呢？

我能站在我国最高学府——清华这个讲台上，这本身是不是一件不怎么容易的事？而且在这讲了十多年，还越讲越受欢迎，成了我们清华继续教育学院最受欢迎的教师之一。

此外，我现在成了从清华园走出的还颇有点名气的大众演说家，居然还被邀请到国务院机关事务管理局、中共中央直属机关事务管理局、人民大会堂，甚至还有一些体育馆演讲，而且每场演讲后都有听众来电、来信告诉我，听了演讲后他们的人生发生了很大的变化，他们得到了前所未有的收获，这是不是也不容易？

我这个当年有名的重病号，居然历史性"误会"地担任了"中国老年学学会科学养生专业委员会专家委员会"挂名主任，我在全国举办的养生讲座也极受欢迎。我现在每年体检，各种指标总体还可以。就说一个很有代表性的指标——血压，我这几年平均是 120/80mmHg 左右，是不是还可以？

再告诉你们一个数字。我常在小区的一个游泳池游泳，那个游泳池长 66 米。你们猜猜，我 2012 年 4 月 28 日下午在这个游泳池一口气、脚不沾底游了多少个来回？

告诉你们吧，那天下午我竟一口气脚不沾底地游了 60 个来回！

说到这里，也许有朋友说：这些我们没看见。你能不能讲点让我们当场能看得见、摸得着的？

好，如果有朋友真那么想，那让我当场给你们做个表演。

（周老师走到讲台前，劈开双腿，两脚徐徐叉开；渐渐地，到了最后，一个颇标准的劈叉动作竟雕塑般展现在全体听众面前。）

通过我刚才的表演和介绍，你们说，我是不是的确有点"大难不死，必有后福"的味道？你们是不是觉得这一切就像是一个奇迹？

如果这确实是奇迹，那在我身上产生的奇迹还远不止这些。

如今我还能写作，还总有新作不断问世，这算不算奇迹？作为一个工科生，我还学会了写诗，我为申奥成功而写的长诗《永恒的一刹那》，还获得了奥运朗诵诗歌比赛全国第二名。我还学会了书法。有一次我偶然得知，我的书法居然被挂在了复旦大学党委书记家的客厅里，这算不算奇迹？喉咙灌下98%的浓硫酸，差点变成哑巴的我还能朗诵，我在一次万人广场晚会上曾和张明敏同台演出，我亲口朗诵的《永恒的一刹那》所获得的掌声，比张明敏《我的中国心》也少不了多少，这算不算奇迹？

一个当年身心俱废的人，如今竟有如此多的幸运，如此多的奇迹不断降临，那我是不是会常常感慨不已？——人生原来也可以美得如此意外，太神奇了！

三

那在我常常地感慨中，你们知道我最感慨的是什么吗？

就是我发现的那个能撬起我们整个人生的神奇"支点"。因为如果我没有这个发现，没有借助于这个"支点"那神奇而又伟大的力量，我是绝无可能拥有今天的一切的。

而根据我自身的强烈体验，这个神奇的"支点"是人人都潜在、都拥有的。它需要的只是我们的虔诚、认真和笃行。而一旦你也发现了自己身上潜在的这个"支点"，一旦你也开始体会到它那神奇而又伟大的力量，那幸福、健康、快乐、成功、美满……就会源源不断向你涌来，你的人生也将会有一次又一次超越，一次又一次突破，而且这些超越和突破对你而言，显得再轻松不过，再自然不过。因为我就是这么一点点走过来的。

我想，今天对你们的一生也许是个值得纪念的日子，你们的人生也许从今天开始就将发生质的变化，因此我干脆把我如何发现那盏奇妙神灯的过程，原原本本地告诉你们，以便让你们知道，这一切都是真实不虚的，是绝对可靠的。

我究竟是如何发现这一切的呢？

那么，在我半个多世纪的漫漫人生中，对我影响最深、最强烈的书是哪一本呢？是《世界上最伟大的推销员》。

可以说这本书极大地影响了我的人生，根本性地改变了我的命运。

这本风靡世界的超级畅销书的核心部分，是 10 卷珍贵的羊皮卷，之所以珍贵，是因为里面承载着几千年前的先知们总结出的，一个个人生成功最重要的秘诀。其中一句话特别牵动着我的神经，这句话是这样说的：

"这头一卷羊皮卷里隐藏着一个秘密，能够领悟它的智者，历史上寥寥无几。"

每个人读到此处，想必都会和我一样，有着强烈的欲望去破解它。究竟是什么秘密，只有寥寥无几的智者才能领悟？好奇心驱使着我，像个探险家一样一路追寻。

而结果，就在下面的两句话中：

"我们的行为受到品味、情感、偏见、欲望、爱、恐惧、环境和习惯的影响，其中最厉害的就是习惯。"

事实上，成功与失败的最大分野，来自不同的习惯。好习惯是开启成功的钥匙，坏习惯则是一扇向失败敞开的门。

原来，我费尽心思所挖掘出的"救命良方"就藏在这里，一个普通得不能再普通、熟悉得不能再熟悉的词——习惯。

普希金也曾说过："上帝并没有给我们什么，唯一的恩赐，便是习惯。"

第三部分　健康的人生，必定来自良好的习惯

（周士渊"习惯语录"）

1. 平时知道一些观念、一些准则、一些条条，但光知道是远远不够的。知道是一码事，但要真正化为你的行动、变成你的习惯、改变你的命运，那是另一码事，这里面还差着相当一段距离。

2. 从行为科学的角度看，"知道"仅仅是行为变化最原始的起点。知道了，只有经过一次次尝试、体验，才能从这个"知道"变为"有意识"；到了"有意识"，还必须经过更多次的尝试、体验、强化，才能从"有意识"变为"无意识"或者"下意识"，只有到了这个时候，才算真正变成了你的习惯。

3. 我们今天要探讨的习惯，绝不是一种狭义的，仅仅理解为早晨要刷牙、饭前要洗手、不要随地吐痰、不要乱丢果皮纸屑这样的习惯，而是一种广义的、对我们整个人生有着重大意义的习惯。

4. 这很像我们老一辈的教育家叶圣陶所说："是好的态度和好的方法，都要使它化为习惯，只有熟练得成了习惯，一辈子也用不尽。"

5. 以我的话说，如果一种观念、一种准则没通过那个必要的、可以说相当长的修炼阶段变成习惯，那这种观念、这种准则还不是你的，而是书上的、报纸上的、老师的。

6. 我们只有通过艰苦的修炼，把这些变成习惯，才会真正融化在你的血液里，落实在你的行动中，才真正是属于你的人生财富。

7. 教育就是培养习惯。培养良好的习惯是素质教育的归宿，素质只有化为习惯，才能成为终生受用不尽的财富。

8. 人的竞争，最本质的是人的素质的竞争；而人的素质竞争中最关键、最核心的是在"习惯"二字上。

9. 有的人从小在"习惯"二字上下足了工夫，而有的人在这方面显然是大大落后于别人的。

10. 因此我认为要谈"文化"、要谈"文明"、要谈"国民素质"、要谈"民族素质"，我们全社会都必须也在"习惯"二字上下大工夫。

舍此几乎没有捷径，你们说对吗？！

11. 华盛顿大学请来世界巨富巴菲特，当学生们问"你们怎么变得比上帝还要富有"时，巴菲特回答说："非常简单，原因不在于智商。为什么聪明人会做出一些阻碍自己发挥全部才华的事情呢？原因在于习惯、性格和心态。"

12. 比尔·盖茨听后也表示十分赞同。因此大家看，即使是世界上最成功的商人，他们也都那么看重习惯对人的影响。

13. 对智力正常的孩子来说，一年级的功课并不难，难的是一开始养成好的习惯……遗憾的是，书店里教孩子们如何解奥数题和作文的书籍堆成了山，却没有看到一本指导家长培养孩子学习习惯的书。

14. 我对"习惯"二字前前后后的所见、所闻、所思、所想；那一件件就发生在我身边的真实事件，从心灵深处使我领悟到这两个字那既神奇、又伟大、又可怕的力量，可以说，将这种力量喻为核能、原子能，也绝不过分。

15. 想一想，我们身边有多少人生，是毁于"习惯"；又有多少人生，是因"习惯"而变得强健、优秀、卓越、辉煌啊！

16. 因此我今天要与大家探讨的第一个人生大习惯是——选择阳光。其本质是如何善待自己、关爱自己，让我们的心灵永远洒满阳光。

17. 因为，任何事都可以有两种看法，一种是阳光的，一种是阴霾的；任何事也都可以有两种做法，一种是阳光的，一种是阴霾的。

18. 我们选择的时候要选择阳光的看法和做法，并且把这种方式变成我们的习惯，我们的人生将会因此而受益无穷。

19. 培养一种"选择阳光，选择积极的一面"的习惯！

20. 在任何时候，都能以最快的速度，在没有任何外力帮助的情况下，直接找到积极的一面，毫不犹豫地选择阳光。形成习惯之后，这就不再是一种强制行为，而是一件自然而然、水到渠成的事情。

21. 久而久之，当你无数次选择阳光之后，你的身心就是透明的，这时候任何人生坎坷都很难再给你留下走不出去的阴影！

中医药

中国社会科学院　陈其广

作为国家战略构成的六大特性和价值

进入新世纪以来，在党和政府方针政策指引下，经过业界努力和各界支持，中医药领域呈现出前所未有的良好局面。准确、充分认识中医药战略特性，有助于把握正确方向，增添克服艰难险阻的信心和勇气，全面、深入、持久地做好"扶持和促进中医药事业发展"的工作，使中医药对振兴民族、繁荣国家所具有的重要战略作用得以更好发挥。

尽管"战略"通常被理解为和计谋、定位或模式一类概念密切相关，是人类用主观认识和意志赋予客观事物的，然而为事物内在本质和关联环境因素所共同决定的该事物的战略价值，并非人们从主观认识和意志出发，赋予事物和行为的外在特性，而是因事物自身所具有的方向性、关键性和全局性本质而客观存在的内在特性。

正因为中医药具备了此种客观的内在战略特性，从而对国家、民族的生存和发展就具备了至少以下六个领域的战略价值。

一、医药战略价值

从最直接的应用领域——医药卫生来看，结合医改的推进建设具有鲜明中国特色的医药卫生体系与国民健康保障体系是一项非常必要和极其紧迫的重大国家战略，而唯有中医药才是成功建设这两个体系的战略基石。

1. 经济分析：承受力约束刚性和效益有利性

当前，国民医疗保障已成世界性执政难题，关键在于：无论采用何种支付方式，只要无法有效控制医药费用吹气泡式的膨胀，现有医保体系的各类支付主体都将难以承受持续增长的医药费用负担，从而迟早引发政治和社会问题。而我国当前以至今后相当长一个时期内的经济状况都必定无法承受照搬国外所谓"现代先进医药模式"将造成的巨大支付压力。

数据表明：尽管近年来我国经济增速持续居于世界前列，GDP 总量已是世界第二，但人均 GDP 排名仅位列全球第 90 位左右，不及美国的十分之一。医药费用支出，目前我国卫生总费用占 GDP 比例已达 5.2%，人均年卫生总费用超过 1820 元，创造了历史最高纪录。可是美国仅医疗开支就占 GDP 的 18% 左右，比我国卫生总费用还高 13 个百分点！美国人均医疗费用 8000 美元（超过人民币 50000 元，其中仅药费就需 6000 元），是我国的 40 倍左右[1]！即便如此，这还是我国卫生总费用增速连续多年超过 GDP 增速，国家财政卫生支出占卫生总费用的比例从 2001 年到 2011 年几乎翻倍的结果[2]！如把美国人均医疗开支水平作为"国际先进医疗水平的服务"[3]标准，仅医疗开支一项，2010 年我国就需要 67 万亿元人民币，而该年我国 GDP 总值只有 40.12 万亿元！随着我国老龄人口比重的持续增大，今后可预见时期内医保费用的缴用矛盾将会逐渐突出，医药费用的绝对增长所带来的支付压力必将更加巨大。

因此，以美国为典型的用"尖端的理化检查设备、巨资研发的各类新药和层出不穷的手术新方法"作为技术支撑的高成本的所谓"现代先进医药模式"，绝非当前乃至今后相当长一个时期内我国经济发展水平和人民收入水平所能承受。我国不应该也不可能有足够的经济能力来追随、抄袭西方发达国家这种将医药垄断企业利益隐身于"高科技"之后的医疗模式。这是经济分析的必然结论。

2. 技术分析：有效性和合理性都是硬道理

(1) 中医药自古至今都是养护健康、防治疾病有效手段

尽管中医药和西医药从哲学基点、方法论到直接目标和手段都存在重大区别，但二者都是人类维护健康、防治疾病的有效手段。有少数人认为：只

---

1. 卫生部未公布全国人均年医药费用，本文作者据《卫生统计年鉴》和卫生部网站数据推算结果是 2010 ~ 2011 年间约在 1000 ~ 1200 元人民币之间。

2. 据《中国统计年鉴》数据计算，2006 ~ 2010 年我国卫生费用年均增长 19.19%，远远高于同期也已属高增速的 GDP 增长。

3. 某省卫生厅厅长语录。

有现代西方医药知识理论和方法手段能够解释、验证的医药理论和方法才是"科学"，否则就是"伪科学"。这种认识从否定在任何历史发展阶段人的认知能力都是有限的这一基本事实出发，不但否定了真理的实践性和相对性，而且否定了科学的开放性和渐进性，是一种片面和短视的认识。包容于中医药知识理论中的深邃的中国哲学思想以及广博的植物学、动物学、矿物学、物候学、地理学等等知识绝不能"依样画葫芦"，简单搬用西医药学的理论和方法来裁定、套改。我们迄今不能解释的自然现象乃至人体自身功能效用不计其数，但这并不应成为彻底否定其存在的理由，更不应成为我们永无止境地探索真理的羁绊。

中医药是中华民族用数千年时间和亿万人生命实践不断发现、创造、积累、检验和完善所形成的，关于认识生命、健康和疾病的本质和表象，把握整体和局部的相互作用，正确认识和处理人与自然、人与人以及人体自身各个部分间的关系，协调运用外部和自身力量来养护健康和防治疾病，从而使人类能与其赖以生存的周边事物和环境有序、和谐、可持续发展的，一个原创、独立、完整的知识理论和方法技能体系。中华民族能五千年来生生不息、日渐强盛，中医药的确功不可没，任何尊重事实的人都无法辩驳。

非但如此，即便是对各种化学污染造成的生理疾病和因生活工作节奏加快、人际竞争激烈造成的心理疾病此两大类所谓"现代疾病"，如若民众都能理解和把握中医药重视"治未病"，强调"食饮有节、起居有常"、"性命双修、形神共养"的特点，从注重饮食起居和精神调养等方面做起，现代疾病的危害就可能在相当程度上被控制在萌发阶段。传统中医药在当代依然有勃勃生机，依然可以祛病强身、保家卫国的事实，不仅从广东用中医药方法防治 SARS、北京用古方研发治疗甲流新药等防治当代重大流行疫病的成果中得到明证，甚至在救灾抢险应急场合运用中医药简易方法有效防治了部队群体伤病的事例也绝非仅有。认定中医药是当代乃至今后人类防治疾病、养护健康的有效手段言之有据。

(2) 应用中医药养身健体、防治疾病是人类合理的上佳选择

对浩瀚宇宙和广袤自然而言，人类是什么角色又应有何种作为？这是决定医药学的哲学基点问题。相对而言，中医药学更多是传统农业文明的产物，信守"天人合一"、"天人相应"：人无非是自然界中一类生灵，故此应该敬畏天地、顺应自然，与周边环境和其他生灵和谐共生、各得其所。而人自身也是一个各部分间密切关联的"小宇宙"，患病主要是人体功能出现了问题，

如阴阳失衡。因此强调养生——防重于治，强调辨证施治——着眼整体调整，强调"固本培元"、"扶正祛邪"——保护和增强患者自身内在的抗病机能。而西医药学是近代工业文化的产物，崇奉人的独立创造能力——"物我两分"、"人能胜天"，把人看成是万物主宰——要"人定胜天"。擅长线性的分析还原思考方法，认为人之有病，主要是人体部分物质出现了问题。而医药学就是医者主导，用人造物质和人为手段"努力找病、除恶务尽"[1]。

世界卫生组织曾将 21 世纪医学发展方向归纳为八个转变，即：从疾病医学向健康医学，从重治疗向重预防，从对病原的对抗治疗向整体治疗，从对病灶的改善向重视生态环境的改善，从群体治疗向个体治疗，从生物治疗向身心综合治疗，从强调医生的作用向重视病人的自我保健作用，从以疾病为中心向以病人为中心。对照之下，中西两种医药学究竟谁更符合今后的转变方向，应当不言自明。从更广泛、更长远看，究竟哪种医药学对人类与自然"长相厮守"更为有利，同样应当不言自明。

对生理上的"弱势群体"，中医药优势更加明显。以我国为例，由于前一时期"以药养医"的过度市场化行为引发了过度医疗的普遍现象，进而生成了一些医源性和药源性问题，其中滥用抗生素尤为突出：患者抗生素的使用率达到 70%，是欧美国家的两倍，而真正需要使用的还不到 20%。"预防性使用抗生素"成为典型的滥用抗生素行为。为此受到国际医学界的关注和批评。但是，如能及早普及中医药服务，婴幼儿就能较少受到抗生素、激素的早期危害，有利于其自身免疫系统的正常发育成长，而老年人也能更多利用生命的"自组织、自演化、自适应、自稳态和自调解"功能，即便是"带病生存"，也总比动辄施行各类外科手术和放化疗更合乎天道人情。对于老年病、慢性病，应用中医药结合中国传统特色食疗、"心疗"等方法，其优越性更是无与伦比，为有效化解我国老龄化社会医疗保障重大难题提供了"定海神针"。

以上分析中，如说经济承受能力分析得到的是刚性结论，对技术有效性和合理性的分析得到的就是对刚性结论的刚性支撑。事实上，技术路线和经济成本之间存在非常直接而密切的关系，决策选择的结果往往是所选技术路线直接决定了经济成本。决策我国医药卫生体系和国民健康保障体系的建设方案同样无法回避这一规律。因此，中医药为其自身哲学基础、认知路径和行为规则所决定，从养生保健、疾病预防和治疗多个方面都具备了成为我国医药战略基石的特性和价值。

---

1. 国医大师陆广莘语。

二、经济战略

1. 普及中医药服务可以明显提高医药卫生领域的社会经济效益

中医药界有不少人士反对把"简便验廉"的"廉"作为中医药特色优势来强调。因为在前一时期医药卫生过度市场化、商业贿赂成为夺占市场份额利器的环境下，中医药的"廉"反而"南辕北撤"地成了从业人员获取合理经济报酬的障碍，不但打击了他们学习传统医药理论和技术的进取心，甚至削弱了他们对医德的固守意愿。但是，正如甘肃省在决定医改方针时所强调的现实所言：因为甘肃是"穷省"，所以要"用最简单的方法解决最基础的问题，用尽可能少的费用维护居民健康，走中医特色的医改之路"。从国别对比来讲也完全情同此理：我国的多数人均指标和发达国家相比差距甚大，是确确实实的"发展中国家"。如果我们还要"言必称希腊"，硬把发达国家已危象丛生的"现代先进医药模式"作为我国的"范本"，至少也是"未富先奢"陋习在医药领域的表现！现实和逻辑告诉我们："最简单的方法"必然是对日益复杂化、高度商业化的"当代先进、尖端"医药硬件技术依赖最少的方法，而"尽可能少的费用"只有努力采用"最简单的方法"才能实现。

卫生部门的统计表明：即便是在需求旺盛导致中药材价格持续提升的情况下，全国平均而言，和以西医药为主体的综合医院相比，中医院的门诊人均次和出院人次的医药费用仍然要低 20% 左右。由于大力推广中医药服务和惩处过度医疗并举，甘肃省中、西各类医院合计的此两项费用硬是比全国平均要低 40% ～ 50%。受公开数据不足约束，笔者只能用 2010 和 2011 两年可获得的数据进行保守推算，结果是：如果全国除甘肃和西藏以外的所有省、自治区、直辖市都能把此两项费用降低到甘肃已经达到的水平，那么全国一年节约的医药费用很可能达到甚至超过 5500 亿元。按照 2011 年的推算数据，仅这笔费用就可单独满足五亿户籍人口一年的门诊和住院医药费用！对一个十三亿人口的国家，这一推算结果无疑令人惊喜和感叹！如果有人质疑：相对低廉的医药费用对甘肃民众的健康是否存在不利影响？国家统计数据是对此的最好回答：在西部十省区中，非但甘肃的人口出生率和死亡率等指标并不处于落后位置，而且人均预期寿命排列靠前，从 2000 年～ 2010 年，这一指标的增长幅度更为靠前[1]。

2. 中医药是我国典型民族传统产业，产业形态完整，对三农经济、边远和贫困地区经济发展拉动明显，且有国际发展前景

认定中医药是民族传统产业的典型，不仅因其历史悠久、应用普及，具有鲜明人文地域特征，更是因其具备跨接三大产业、多个行业的完整产业链，产业的结构丰富、分布广泛、关联紧密、形态齐全。

仅从第一产业的中药材野生采集和人工种植来看，全国公认道地药材品种至少有 200 余种，十几个主产区基本覆盖所有省级行政区划。此外，各省、市的区域性道地药材更多不胜数。以开展中医药工作颇具特色的山西运城为例，调查核实的常用地产植物、动物和矿物中药就有 557 种之多，其中地黄等还出口他国。种植中药材 40 万亩，年产值近 4 亿元，对当地经济有较明显拉动作用。全国多数省份，尤其是西部一些欠发达地区、贫困地区，都有用中药材种植和粗加工带动三农经济发展的实例。在第二产业内，不但有闻名遐迩的百年老店，还有改革开放后创办的大批中药加工企业，其中不乏独具地区和民族特色的厂家。近年来藏药、蒙药和苗药等兄弟民族传统医药使用范围的扩大就与中药加工制造业的发展有密切关系，彰显了中医药带动民族地区经济发展的潜力。至于在第三产业，从药材药品流通到医疗保健服务再到教育科研文化等等领域，中医药相关机构更如满天繁星。虽然统计部门从未发布过三大产业内与中医药相关的就业人数，但粗略估计应在一千万左右，受益人口可能有三千万之众[2]。

而今，放眼国内，从平面到立体，几乎所有媒体都"傍上了"中医药，涉及内容由表及里、无所不包；中药产业产值 2011 年达到 4178 亿元[3]，在"十一五"期间实现了年均 22% 的增速，到 2015 年很有可能达到 6000 亿元；中医院诊疗人次从进入新世纪以来也以年均约 10% 的速度增长；不但直接服务于民众身心健康的中医药需求明显旺盛，对食品安全具有明显效果的农用传统中医药（中兽医药等）也呼声渐高；尤为可喜的是，在甘肃，人们看到中医药院校招生久违了数十年的红火局面重现：非但录取分数线达到了文科

---

1. 据《中国统计年鉴 2012》有关数据计算，甘肃增长幅度为 7.1%，在西部 10 个省区位列第三。

2. 据媒体报道，以中药材产量、人工栽培种植面积均居全国前三位的河南为例，十大产区中仅西峡一县从事中药材种植的就曾达到过 6 万农户，加上粗加工等业，受益人数超过 20 万人。

3. 引自《中国中医药报》2013 年 3 月 8 日第 2 版王国强同志对记者谈"将中医药发展纳入国家战略"。

第一、理科第二,且所录取学子都是第一志愿报考者。中医药"长征接力有来人"的新时期可持续发展曙光在前。眺望寰宇,尽管路途依然遥远而艰辛,但"中医药走向世界"正在迈开坚定扎实的步伐,中医药服务遍及全球160多个国家和地区,而且越是发达国家的民众对中医药的接受程度越高,从针灸合法化到中医药合法化的方向渐趋明朗;可以断定,这般万千气象必将孕育出中医药产业经济在国内外发展的更大更好机遇。

3. 中医药是我国在全球医药经济领域的核心竞争力

在市场经济环境下,保障和拓展生存发展空间的首要战略举措就是培植、巩固和壮大自己的核心竞争力,而核心竞争力必须是"让竞争对手难以模仿更难以超越,因而难以被替代的独特竞争优势"。

和其他经济领域一样,当今医药经济领域同样存在"全球化"现象,"科学无国界、利益有主体"。在关于中医药"科学"和"文化"属性的争议背后,是医药领域国家间、企业间的经济利益角逐。正因为中医药和西医药是从哲学基点、方法论到直接目标和手段,都有明显区别,甚至某种程度上的对立的不同体系,因此,在满足疾患防治需求时就可能形成可选择、可替代关系,进而衍生出相互竞争的关系。然而,不但中医药的知识理论(如:"阴阳五行"、"精气神")和方法手段(如:"理法方药"、"君臣佐使")是深植于数千年中华传统文明的沃土之中的,而且无论是道地中医药服务的提供者还是索求者,都需要一定程度的中华传统文明熏染,这种深厚、玄妙的背景就给不同文明、文化背景的外国民众尤其是医药从业者带来了困惑和疑难,使得以近代工业文明为起点、以发展现代物质科学为主要支撑的西医药界,难以在短时期内实现对中医药的深入理解和准确运用,更难以对其全面破解和彻底重构。

事实上,暂不论文化多样性和科学民主性的必要,仅从现实情况来看,哪怕是极其直观、感性的艺术领域,真正"中西会通"的人也是凤毛麟角。更何况事关人类健康和生命安全第一要务,在各自都是复杂深邃且尚有巨大发展空间的两个医药学体系面前,轻率主张从理论研究到临床实践全面推行以融合为实质的"中西结合",极有可能产生三重危害:对国家,消解了因有传统中医药的特色优势而在世界医药经济领域具有的核心竞争力;对行业,自惭形秽,妄自菲薄,在西方医药界已开始认识自身局限,试图通过向传统医药和其他民族医药学习,寻求出路的关键转折时刻,特别是在党中央、国务院明确重申"中西医并重"、"扶持和促进中医药事业发展"大政方针的大好形势下，"事与愿违"地走偏、走错方向，痛失百年不遇的复兴发展时机；对从业者，特别是中青年，把绝大多数人奋斗一生都难以实现的一种愿望和可能当作自己职业生涯的起点和目标，在中西之间"心挂两头、踯躅彷徨"，贻误了有利于"术有专攻"、"业精于勤"的大好青春年华。

必须高度警觉的是：一方面，当前我国优秀中医人才和优质中药资源都处于紧缺状态，而海量优质中药材被作为植物化学药"提取物"的原料，产品廉价出口，加工附加价值严重流失；另一方面，在国内市场上销售的化学合成药物、生物制剂和复杂医疗设备器械里，合资和外资企业具有知识产权的产品销售额已远远超过了半数。如此局面，不容轻描淡写，更不容视若无睹。我们必须深刻理解和切实贯彻党中央、国务院有关方针政策，以"先治疗、后滋补"、"先国内、后国外"为序，把扶持中医药特色的推广、促进中医药优势的发挥作为中医药工作中心内容和紧迫任务，认真解决中医药机构"不姓中"问题，在做好公益性公共卫生医药服务的同时，广泛动员社会各界力量，从一、二、三产和各相关行业全面推动中医药产业经济的发展，不断增强我国在国内、国际两个医药市场中的竞争优势。

经济战略特性和战略价值的分析表明：对国民经济整体而言，中医药是一个既有开源之功、又有节流之效的领域；对国际医药经济领域的竞争而言，中医药是我国独具特色优势的核心竞争力所在。

三、文化战略

1. 中医药既有科学属性，也有文化属性，是中华文化和文明的重要构成部分

前些年有关中医药的争议有一现象颇为值得深思：以中医药是文化而不是所谓"科学"为依据，个别人主张将中医药从国家医药卫生体系中开除出去，甚至狂妄声称要废除中医药。而一部分认可中医药的人士也对把中医药说成文化耿耿于怀，认为此说贬低了中医药的价值和地位，应该强调中医药的科学性。虽然在此不宜对"文化"和"科学"的合理定义做深入探讨，但有一点必须强调：无论科学，还是文化，都只是人类认识、应对客观世界的角度

和方法，两者间绝无高下对错之分。笔者曾提出：如将政治比喻成把握社会总体的方向舵，经济就是发动机，而科学和文化则是双翼。科学侧重于物质领域，而文化侧重精神领域。一旦两翼失衡必然导致重大社会问题产生。

不愿意把中医药说成是文化，根源在于把文化狭义地理解成表象或形式，如文字、图形、色彩、音符等等。实际上广义文化最重要的是包括了精神和行为的诸多方面，从世界观、人生观、价值观直至日常的思维方式、行为习俗，不一而足，是人类历史上所创造的"生存式样系统"。而文明含义则更为广泛深远，涉及到人与自然、人与社会间、人与人间的关系的认识和处理。

至于医学，国内外有识之士都已提出：因其行为主体与客体都是人类，而人类是应从生物、精神与文化等各个层面的定义结合起来认识的高等生物，因此医学应该属于跨接自然科学和人文科学的第三类科学。同理，中医药体系既有科学属性又有文化属性。言其科学，因其揭示了生命、健康和疾病的规律，并建立了系统的知识理论体系和有效的应对方法技能体系；而言其文化，则是因其完整体现了中华民族的传统宇宙观、人生观和价值观，存活于炎黄子孙世代相袭的生活方式与行为规范当中，带有鲜明的人文特色。

我国哲学界有学者提出：非但是"医易同源"，中医药与儒、释、道都有一定的渊源关系，同时又有其综合性、独立性的一面。准确讲，中国哲学应是儒、释、道、医，"四柱鼎立"的集大成者。从中医药的知识理论到方法技能再到物质手段，内涵和外延都广泛涉及到诸多精神要素和物质要素，从五千年前绵延不绝地传承至今，深刻影响了我国民众的信念习俗，很大程度上转变为日常行为的规律和规范。从这个角度看，中医药的确是我国古代文化和文明各项成就中历史最悠久、系统最完整、应用最普及的。没有中医药的复兴就不可能有中华文化的真正复兴，而没有中华文化的真正复兴就不可能有中华民族的全面复兴。

2. 文化是国家在当代国际社会影响力的决定因素之一，是国家竞争软实力的核心构成部分

当今国际社会不但存在政治角力、经济竞争和军事较量，而且也存在文化交流和竞争。由于文明程度普遍提高，国家文化实力在国际竞争中的使用率和影响力有了更多机会和空间。而"文化多样性"的概念被逐渐推广和接受，又必将促进不同文化间的交流、沟通和竞争。

如前所述，广义文化是"生存式样系统"。我们不仅要看到文化对精神

生活的影响，而且要看到它对物质生活的影响。"文革"时期清一色的服饰、流行一时的"迪斯科、洋快餐"，都是文化影响力的表现。医药是人类维系身体健康和生命安全的重要手段，故此医药文化也可说是人的生身立命文化。有什么样的医药文化，就有什么样的医药行为习惯，最终就会有什么样的医药产业。

有的青少年认为：只要是传统的，就是保守、落后的；只要是现代的，就是优秀、先进的。他们以为创新可以是"无源之水"、"无本之木"，不愿去探寻和理解"巨人的肩膀"，结果徒费大量宝贵时间和精力，失去了"站在巨人肩膀上"看得更高、走得更远的机会。

根据 2009 年权威科研机构发布的《中国现代化报告》，在世界 131 个国家中，我国的"文化现代化指数"排在第 57 位，只达到"世界初等发达国家的水平"；但"文化竞争力指数"则排在（120 个国家）中的第 24 位，达到"世界中等强国水平"；而"文化影响力指数"居然排到了（130 个国家）的第 7 位，达到了"世界强国水平"！如从数据看，我国文化在国际上的"现代化"、"竞争力"和"影响力"之间显得很不相称，但这恰恰说明：越是具有深厚历史积淀的民族特色文化，才越有显著竞争力和强大影响力。如果偏离中医药基本原理，违背其内在发展规律，把跟踪模拟西方医药作为"现代化"、作为发展中医药的主要手段，结果必然"舍本逐末"，丢了中医药特色优势不说，还极可能不自觉地为国际医药垄断企业、打压中华民族传统医药充当了开路先锋。

经历了四百多年发展，意识到过分强调人的独立创造力和过度宽纵对自然的索取、改造行为所带来的严重恶果，西方发达国家中"后工业化"、"后现代化"的思潮和主张在逐渐深化和传播。西方医药界也逐步意识到人工化学合成药物和外科创伤手术的局限性，开始在"替代医学"、"辅助医学"、"自然疗法"等旗号掩饰下，转向其他民族的传统医药寻找出路。众多跨国医药大企业纷纷在华设立研发中心，就是这一动向的典型表现。

在当前形势下，只有真诚面对党和国家大力"扶持和促进中医药事业发展"、广大民众踊跃学习和应用中医药知识、方法的国内大好形势，清醒认识国际医药领域日趋激烈的竞争态势和国外利益集团力图侵占我国巨大医药市场的用意，才能把中医药文化宣传和建设工作列入优先和重要的工作日程，才能切实培育、大力增强和充分发挥中医药文化作为软实力在国内、国际医药利益竞争中的有效作用，让中医药文化这一民族瑰宝为人类健康事业作出更大贡献。

四、安全战略

1. 民众身体健康和生命安全是立国兴邦之本，中医药为此提供了双重安全保障

"国以民为本"，"安民保民"是治国第一要务。对民众而言，唯有身体健康和生命安全有保障，对生活、事业的追求才有意义和价值。为此，选择涵养身心和防治疾病的方法手段的重要性凸显。人类行为学的知名分析方法——马斯洛需求层次理论，也将生理需求位列第一，安全需求位居第二，其他等次排列。据此可见，对身体健康和生命安全的重要性的认识是国际共识。

中西医药都是人类防御疾病侵害的有效手段，之所以说中医药是我国民众保障身体健康和生命安全的战略工具，不仅是因为和对照事物相比较，中医药的治疗理念和方法手段更"法于阴阳、合于术数"，由此带来保留药物活性、避免耐药性、控制毒副作用和综合预后等方面的一些优势，增加了微观、技术层面上的安全含量。更重要的是：中医药是我国自主原创，且经历五千年漫长岁月、亿万人世代相传的生命实践检验的一个完整的知识理论和方法技能系统。尽管近代以来中医药多次遭受打击压制，但毕竟是数千年光阴和亿万人心血合力浇铸所成，绝难被轻易扼杀。从而就在灾难病害肆虐的关键时刻，为我国民众提供了一个卫护身体健康和生命安全的格外可靠、可信手段。在刚刚流逝的岁月里，我们看到：在现代医学还没有确认病毒病菌种类之时，中医药已经打响了与 SARS 的战斗，而且没有给患者造成后遗症危害；当国家为用进口药物防治全球重大流行疫病不得不拨发数十亿资金之时，中医药已用两千年前和两百年前的经典方加减重组，花费不到两千万就研发出疗效更胜一筹而价格却不及进口药物四分之一的普及用药。

"安全"的要义，重在对危害的预测和预防，而不在事后处置。备选方案、实施手段的多寡和自主可控程度是判定"安全"程度的关键。对身体健康，中医药高度重视日常养生保健，主张"上工治未病"，要"未病先防、既病防变"，在预防医学领域从创发年代到体系完整程度等多个方面遥遥领先于国外。这可视为中医药为我国民众事前提供的健康安全保障。同时，在治疗疾病方面，中医药有明显区别于现代西方医药的特色优势，又为和病魔斗争，捍卫生命的尊严和权利提供了事后的生命安全保障。既然中医药知识原理为我国原创，所用方法和物质手段我国又拥有极高的资源自主性和可及性，故此从丰富可

选方法手段以及确保所选方法手段的自主可控程度两个方面，极大地提高了我国民众的生命安全保障程度。

2. 除民众身体健康和生命安全之外，中医药还为我国民族文化、经济等多个领域提供了安全保障

除了为养生保健和防治疾病提供安全保障之外，中医药作为"安全"战略工具的价值还有很多方面。以下从直接到间接略加陈述。

近来，食品安全已成热点中的热点问题。"民以食为天"、"病从口入"，一语道破天机。在构成"现代疾病"的各类生理疾病中，"食源性疾病"可能是最普遍最经常的。一日三餐，无论是植物源性还是动物源性食品，甚至在呼吸、饮水过程中，我们极易摄入过多的化学和生物学有害有毒物质。难道没有现代人工化学合成的肥料、药物和"添加剂"，没有现代生物学制造的激素、抗生素，我们真就生产不出"放心食品"了吗？！且不说我国农学在古代曾领先世界，助力了中华民族的生息繁衍，就是现今在我国依然有不用丁点化肥、农药、兽药而全面坚持使用传统中农（植物、动物）医药的生态种植、养殖业存在。事实说明："非不能也，实不为也"。农用中医药与人用中医药同宗同源、同理同法，如能认真重视和切实恢复中医药在种植业、养殖业中的使用，食品安全程度必将有大幅度的提高。

中医药和儒、释、道一起构成了中华民族传统文化的根基。只要中医药的理念、方法还存在、还被认可和运用，某种程度上，就可以说中华民族传统文化的根基还依然存在。事实证明：中医药的确是"野火烧不尽，春风吹又生"。近年来，由于党中央、国务院重视和引导，不仅中医药呈现出蓬勃生机，而且带动了"国学"的复兴。民族的复兴离不开民族文化的复兴，而中医药是传承、传播、推广、应用中华民族传统文化最有实效的途径之一。因此，中医药也就成为中华民族传统文化的安全屏障之一。可以说：中医药兴则民族文化、文明兴，民族文化、文明兴则中华民族兴。

在经济产业方面，我国是中医药知识理论和方法技能体系的原创者，因而中医药的产业基础、产业竞争力和产业市场是深深植根于中华大地的辽阔疆土之中，和亿万民众的起居饮食、生老病死紧密相连的。从而产生了中医药和其他产业尤其是现代引进产业明显不同的"本土性"或曰"根性"，当我们在"以市场换技术"的认识误区中陆续痛失了一些产业、行业的话语权

和主导权的同时，中医药作为一个以中华传统知识理论和方法技能为基础的民族传统产业，虽然让试图全面控制我国医药市场的跨国垄断企业"如鲠在喉"，但却难以被轻易攻克、夺占。保护中医药产业的话语权和主导权也是保护我国民族产业安全的重要任务。

以上所述种种，鲜明地表明了我们将中医药作为我国国家安全战略组成部分的缘由。

五、生态文明社会战略

1. 建设社会主义生态文明是新时期一切工作包括医药工作的战略导向

如果说"生态"是生存状态的中心表述，也没有明确的行为主体所指，"生态文明社会"则不同：不但明确了社会总体是行为主体，而且为社会总体的生存状态赋予了鲜明丰富的"生态文明"性质。以我国具体情况而言，生态文明社会建设的形象目标就是"十八大"报告提出的，可以"实现中华民族永续发展"的"美丽中国"。而在当前"资源约束趋紧、环境污染严重、生态系统退化的严峻形势"下，要实现这一目标，举国上下都"必须树立尊重自然、顺应自然、保护自然的生态文明理念"，"把生态文明建设放在突出地位"，作为一种战略目标、战略路径和战略举措，将之"融入经济建设、政治建设、文化建设、社会建设各方面和全过程"，并且"一定要更加自觉地珍爱自然，更加积极地保护生态，努力走向社会主义生态文明新时代。"

简言之，生态文明作为关系人民福祉、关乎民族未来的长远大计，必须建立在社会总体（包括国民整体和个人）对生态文明的深切认同基础之上，并全面体现在思想意识和行为举止之中。作用于维护人类健康和生命安全的医药领域无疑是其中关键一环：一方面，生态文明程度的高低对人类健康和生命安全程度有重大影响，另一方面，医药领域的理念认识和方法行为对生态文明社会的建设也存在直接影响。

"尊重自然、顺应自然和保护自然"是生态文明理念的三大基本构成要素，而作为中华传统文化核心构成部分的中医药，无疑是全球医药领域内体现此三大要素最为全面的"典型范例"：

在理念方面，中医药生命观的基点，"天人合一"、"天地者,万物之父母也"，认清了人是大自然的产物而不是造物主，对天地应有敬畏、尊重之心；健康观、疾病观和方法论的"天人相应"、"道法自然"，意识到人和自然相互感应，应采用符合自然规律的方法来卫护健康和防治疾病；在医药物质手段的运用中又有"相生相克"的关系学认识，提示人们：虽然每个物种都有其独特之处，但在生态系统中是和其他物种互相依赖、彼此制约的，"天地之大德曰生"、"和则相生"，主张人类应该珍爱生命，和自然界各种生灵和谐共处。

在实践方面，养生保健，中医因应"春生、夏长、秋收、冬藏"的四季变化规律顺势而为。并指出"精神内守、病安从来"，主张从日常注重自身心境行为与自然环境转换、人际环境改变之间的关系调适来缓解精神压力。防治疾病，首先是因时、因地、因人而异，充分顾及时空环境因素和人体个性差异，辨证论治。其次，中药取材于天然植物、动物和矿物，讲求道地和取用有法有度，以"四气五味"分其药性，又以多种炮制方法使其减毒增效，得以更好发挥"升降沉浮"、"归经"等机理作用，最后遵循"理法方药"、"君臣佐使"等由宏入微、主从有序的逻辑和规律灵活变通行医用药。可谓是事事、时时、处处体现了人与自然的和谐、协调关系。

现代生物学研究证实，人类在进化过程中用了数百万年时间来接触、了解、辨别和应对各种自然环境和自然物质，从而具备了对自然环境和自然物质"天然正确"的反应功能。消化酶的高度催化功能和专一性就是重要表现之一。而人为制造环境往往不利于人体正常发育和健康成长，人为制造物质非但不易被人体消化吸收，更不能被自然环境降解转化，极易产生难以治愈的人体和环境危害。因此，纠正前一时期对中药资源过度开发和不当扩大使用范围的错误行为，真正按照中药的天然物属性和生长规律，严格采集和种养方法，合理控制药材生产规模和使用方向，把中药资源作为战略资源来管理，对于修复生态、保护生物多样性、实现中药产业的生态战略价值至关重要。

2. 精神文明也是生态文明构成要素，"大医精诚"是构建新时期人际生态和谐的突破口之一

必须强调指出：仅从物质层面理解生态文明的含义和建设生态文明社会的目标是不够的。"生态"并不局限于人和自然的关系，而且涵盖了人与社会、人与人的关系，所以生态的和谐不仅是物质层面的和谐，而且是决定人类行为的思想意识、精神境界层面的和谐。因此，生态文明必定是自然生态文明和社会生态文明兼具叠加的文明形态。某种意义上我们甚至可以说，离开精

神文明就不可能有真正的物质文明，更不可能有真正的生态文明。单纯用金钱和生活资料的丰歉程度来评价物质文明的程度，必然导致"资源约束趋紧、环境污染严重、生态系统退化"。

认真学习党中央、国务院"努力走向社会主义生态文明新时代"的党纲国策，就要把生态文明建设贯穿于日常生活和工作之中，包括医药卫生工作之中，而其中尤应重视的是当代医药领域内精神层面的生态文明建设。中医药历来强调对行医用药者的精神境界和职业操守的要求，从《黄帝内经》的"天复地载，万物备悉，莫贵于人"，到唐代孙思邈的《大医精诚》："凡大医治病，必当安神定志，无欲无求，先发大慈恻隐之心，誓愿普救含灵之苦，若有疾厄来求救者，不得问其贵贱贫富，……皆如至亲之想，亦不得瞻前顾后，自虑凶吉，护惜身命，见彼苦恼，若己有之，……一心赴救，无作功夫形迹之心"，再到明代李时珍的"夫医之为道，君子用之以卫生，而推之以济世"，中医药"医乃仁术"的核心医德观一以贯之，是医药领域生态文明建设的正确导向。前一时期医患关系紧张局面的产生，既有医疗领域过度市场化的外部影响，也有从业人员对自身精神文明、医德医风要求不严的内在因素。配合医改有关政策措施的落实，在合理制定和实现医药从业人员应有待遇的同时，大力加强继承和弘扬中医药良好医德医风的工作，必将对医患关系改进产生有益影响，不仅为医药领域生态文明建设，而且为我国生态文明建设在人际关系领域的推进发挥极具示范意义的作用。

以上所述表明：从理念到实践，从人与自然间的关系到人与社会、医者与患者之间的关系，中医药都符合生态产业和生态文明社会构建者的特质，对我国生态文明战略的实施具有不可忽视的价值。

六、科技创新战略

1. 中医药是新时期我国实现自主原始创新最具潜力的领域

个别专业人士强调：中医药和西医药在十六世纪以前并无重大区别，而当代的中医药和西医药之所以存在明显区别，是近代以来西医药在跟随时代进步，而中医药因循守旧，落后了。把以物质为中心的自然科学的发展当成时代进步的唯一或首要标志，这一观点虽有失偏颇，但的确陈述了一个事实：

当代西医药学实质是以近代自然科学，尤其是实验科学的诞生为起点，以现代自然科学的发展为主要依托，形成、发展而来的。这也是那些认为只有西方现代自然科学才是唯一科学的人士坚决否认中医药是科学的最根本原由。然而一旦我们回归到科学的最基本定义，如："科学是如实反映客观事物规律的分科知识体系"、"科学就是整理事实，从中发现规律，作出结论"[1]等等，又有谁能否认有五千年历史的中医药学也"揭示了生命、健康和疾病的规律，并建立了系统的知识理论体系和有效的应对方法技能体系"这一事实？！

党的十六大以来，党和国家把增强自主创新能力、建设创新型国家作为面向未来的重大战略选择。党的十八大又提出："要坚持走中国特色自主创新道路，以全球视野谋划和推动创新，提高原始创新、集成创新和引进消化吸收再创新能力，更加注重协同创新。"强调了科技领域"中国特色自主创新"对提高社会生产力和综合国力的战略支撑作用。

不少科学家认为：21世纪科学技术的主要发展将体现在信息、生命、航天和新材料等领域。医药学与生命科学直接关联，极有可能成为热点之一。而西方发达国家医药界的最新研发动向同样表明：在经历了二百年的深度研发和高速发展后，以医者为中心、以病灶为靶点的对抗医学连同以人工合成为主的化学药物和外科创伤性手术的局限性已经暴露得比较充分，寻找新的医药理念和方法迫在眉睫。世界卫生组织关于21世纪医学发展方向的归纳准确表达了有关认识，即：应该从疾病医学向健康医学发展，从重治疗向重预防发展，从对病原的对抗治疗向整体治疗发展，从对病灶的改善向重视生态环境的改善发展，从群体治疗向个体治疗发展，从生物治疗向身心综合治疗发展，从强调医生的作用向重视病人的自我保健作用发展，从以疾病为中心向以病人为中心发展。任何对中医药有所了解的人士都不难据此判断：传承千年如今依然活跃的中医药，从理论到实践都已经是当今世界各个医药学体系中最为符合上述八个发展方向的医学体系。以中医药基本原理和自身发展规律为立足点和出发点，针对我国和全球医药学的发展需求，坚持在继承基础上的自主原始创新，是我国中医药界和科技界落实国家科技创新战略，亟待准确认识和妥当把握的一项重要课题。

事实无可辩驳地证明：尽管由于受过度追求物质财富积累所产生的"多因素生态、生活方式"影响，人类的疾病谱系发生了明显的变化，尤其是产生了一些具有较强传染性和较大危害性的、甚至是人畜共患的新型流行性疫

---

1. "进化论"奠基人、英国生物学家达尔文，1888年。

病，同时，精神心理疾病也因利益竞争加剧、人际关系紧张而呈现异样高发趋势，但中医药依然大有作为：从介入"非典"治疗获得"零感染、零转院、零死亡和零后遗症"的优异疗效，到用经典方加减重组、低成本研发防治"甲流"的有效、低毒、少副作用的中药组方"金花清感方"；从将砒霜成功运用于治疗白血病获癌症研究创新成就奖，到发明"青蒿素"为数百万患者解除疾患痛苦获"小诺贝尔"拉斯克奖；直至最尖端的航天医学内的中医药应用，这些具有突出应用价值的科技成就，每一个从根本上都离不开对传统道地中医药知识理论和方法技能的深入理解、准确把握，是我国医药科技领域正确处理继承和创新关系，实现自主原始创新的典型范例，为我国今后在临床治疗和药物研发方面更好地坚持自主创新指明了正确方向。坚持这个正确的方向，中医药就一定能成为我国在世界科技领域尤其是生命科学和医学科学领域底蕴最丰厚、潜力最巨大、成效最突出的自主原始创新之剑锋。

2. 中医药哲学观和方法论对科技创新的基本方向独具重大指导意义

对科学技术基本属性的认识必然建立在一定的哲学观之上，而科技创新发展采行的方法路径，也必然从基本哲学观衍生而来。在近代以前的漫长历史时期中，种植和养殖业是人类依以生存的主要手段，经年累月与自然界万事万物的交往实践，使人类意识到自身能力相对于自然力量的微不足道，因此更多地把接触、理解和适应自然作为奠定认识基础和寻求能力发展的目的与途径，"尊重自然、顺应自然和保护自然"成为人类切身领悟的根本生存之道、"天下大道"。然而，以蒸汽机和电气技术的发明为代表的近代工业革命，在让人感觉自身创造力似乎具有无穷发挥空间的同时，又带来了物质财富的迅猛增加，于是人类的想象空间和物质欲望急速膨胀，"人应胜天"、"人能胜天"、"人定胜天"的信念逐渐在科学技术和社会生活的各个领域传播蔓延，对自然的崇拜逐渐被对科技创造力的崇拜所取代，人类开始以宇宙主宰自居，在极个别科技领域甚至出现了违背自然规律、突破人伦道德底线的"创新"尝试。

无论是发达国家已有的经验教训，还是我国经济建设和社会建设的实践都告诉我们：面对无边无际的宇宙和气象万千的自然界，在迄今为止乃至今后相当长时期内的任何历史发展阶段，即便是借助于日新月异的科技手段，人类对宇宙和自然界的认识能力都是有相当局限的。我们已经完全理解了的自然物质、自然现象、特别是自然规律，远比我们还没有理解的要少得多。就连对人类自身的认识可能也还更多地处在物质构成的初级阶段。这既是坚持科学开放性和民主性之所以必要的根本理由，也是真理相对性和渐进性之所以存在的根本理由，而科学和真理的实际魅力也就在于此。那种认为人可以对自然为所欲为、予取予求、贪得无厌的主张和行为，正是造成全球性"资源约束趋紧、环境污染严重、生态系统退化的严峻形势"的罪魁祸首。

"十八大"把科技创新放在"提高社会生产力和综合国力的战略支撑"的高度，提出必须将其"摆在国家发展全局的核心位置"。明确了科技创新的作用和地位，随之需要明确的就是科技创新的基本方向和基本方法。直观地说，在真切感受到大气污染对"吐故纳新"的威胁，食品安全对身心健康的危害的情况下，我们应该而且必须达成一个社会共识，那就是：新时期的科技创新必须以人民群众的整体和长远利益为出发点，必须尊重和顺应自然规律、符合环境友好和资源节约的原则，必须服务于建设"社会主义生态文明新时代"的"美丽中国"的目标。在此，我们又看到了中医药"天人合一"的哲学观以及由此生发的"天人相应"、"道法自然"等方法论和"尊重自然、顺应自然、保护自然"的人类永续生存法则之间的高度一致。中医药的基本哲学观和方法论对于新时期科技创新发展的战略价值，不仅在于对具体方法和技术的指导，更重要的在于对把握基本方向和根本原则的指引作用。

思想没有深度，视野就没有广度；认识没有高度，行动就没有力度。当我们为在建设中国特色的社会主义道路上已经取得的成就欢欣鼓舞，为实现党和国家所描绘的"富强民主文明和谐"的"美丽中国"蓝图而踊跃争先的时候，准确而充分地认识作为中华民族优秀传统的瑰宝的中医药知识理论和方法技能，在当今乃至未来我国医药、经济、文化、安全、生态文明和科技创新等诸多领域，所具有的内在战略特性和战略价值，就要认真落实宪法"发展现代医药和祖国传统医药"规定，切实贯彻党中央、国务院"中西医并重"的方针，把"扶持和促进中医药事业发展"，作为推进医改和建设具有中国特色的国民健康保障体系和医药卫生体系的关键工作，广泛调动和合理运用一切积极因素，克服历史遗留下来的困难和解决新环境下产生的问题。如此，我们不但能够开创中医药全面深入持久复兴的新局面，而且让中医药的复兴作为国家战略的重要目标、重要手段，为实现全民族的"中国梦"做出实实在在的巨大持久的贡献。

但为天下"书"长久

对话和晶：一位央视著名主持人的"书楼梦"

编者前言：

新书：沉甸甸的到来，翻开，油墨味闻着就香，使人陶然，纸上的墨水，有时因为太新，还没有走入纤维最深层，为以后留有余地，一分一秒，一天一月，字意和纸纹彼此渗透，于是看一个字，都好像能看到字的心语，连着油墨味，和记忆融为一体……

旧书：在书架上久了，染上时光的淡黄色，纤维里饱含的时间和空气沉淀的水气，潮湿的、纸张的味道，窜进鼻腔，像雨后的树林。记忆被悄悄唤醒。

图书馆借阅的书：纸是褶皱的，或还撒着一些不明物体，还见密密麻麻的标注和不明所以的图画，告诉你，他/她也看过。你带着责备和小恼，有时还有窃喜，还有些要不得的偷窥的愉悦，借书，也借来某位陌生人的片段心情……也能看到慧光一片。也好！

曾经，我们和书，就是这样奇妙的关系。

从来没有想过，有一天，书本的捧阅和油墨的芬芳，会从生活中退去。

失去阳光的、台灯的、慵懒的、午后的、沉醉的……那样一段段时光，如何耐得住岁月的磨蚀和风尘啊？还能留下些什么给后来的人？

近几年，读书人最悲凉的事件，莫过于许多知名的书店，像风入松、光合作用，以及见证中国近代史发展的三联书店，一间接一间的被传倒闭、或者落寞。

还记得几年前论坛上的慨叹：那些学校门口的，街边巷尾的大大小小的书店，一间间的关门。

那些熟悉得像是自家人一样的书店老板的面庞，已经变得遥远。有数据显示过去十年，有五成民营书店倒闭。也有人对这种变化没有察觉或没有在意，因为生活，正渐渐被手机、Pad、电子阅读器所填满，方便、快速，读书成本更低。

中国的文字载体有过几次改变，从兽骨、竹简、锦帛，到应用了近两千年的纸质印刷。在这漫长的历史过程中，读书人一直从自然之物中学习天道。直到今天，人与一本书的关系逐步被分解，一如传统文化的割裂。不断有人预言：纸质书印刷已经成为夕阳产业，电子出版物终将征服世界。

新阅读时代，纸质书还是读书人的最爱。这一个永恒的话题，不是本篇访谈最初的立意，却是两位爱书的女人：田原与央视著名主持人和晶，一次偶然会面中擦出的火花：读懂自己的需求，为好书留守。

和晶说，读我的书，喜欢每篇文字前面的缘起。

我说，敢做《实话实说》的主持人胆子不小。

我们相约北太平桥附近一间禅茶馆。

和晶身形娇小，性格开朗，笑嫣如花。不做《实话实说》之后，开始文化传播事业。

我说这是"文化苦力"。

她说，做一家实体书店，是我从小的梦想。

—— 田原

1. 一位央视主持人的梦想：不管多难还是要做实体书店

田　原：和晶老师，我这儿抱个拳，久仰大名！我刚从周口店赶过来。在那边过了一段农妇的生活。（笑）

和　晶：您真有福气，还有处可逃。

田　原：我愿意赶集，集市上都是农民自留地的蔬菜。我跟他们聊天，我说我能品出来哪个菜比较原生态。比如那个白菜，味道就是不一样。

和　晶：真好！咱老先生说了，中国传统文化根性的东西，好多都在农民那儿藏着呢。

田　原：前几天见一卖肉的，我好奇，就问……人家说："前臀血养，后臀粪养"。

和　晶：环境的重要性。（笑）所以现在大家都往外面跑。

田　原：您真聪明。我在网上看到您的一些资料，和晶老师非常坦荡、直爽，所以关键时刻接下《实话实说》。

和　晶：我就一傻大胆儿！（笑）

田　原：这样的女人叫"女中豪杰"。（笑）我觉得是内心的一份担当。

我看了包括《实话实说》在内，好几个您主持的栏目，给我留下的印象很深，淡定，话不多，一双专注的大眼睛。我还知道您是出了名的爱书。

和　晶：我一直想做书，开书店。不做《实话实说》之后呢，我的设想是，可以收一些开不下去的实体书店，接着做下去。为这事儿，我储备了很多出版社方面的资源。我当时想接手的书店是三味书屋，在长安街的南边。原来是一对老夫妻开的，他们经营了一辈子，书店现在处境非常艰难，雇不起员工。70多岁的老夫妻，没办法再做一些常务性的工作。当时我就想接着他们经营下去，可是我身边的人都劝我别做，因为实体书店现在不景气。当时我特别难过。

两年前，中国移动正好和我们签了一个电子阅读的项目。对于中国移动来说，他们的内容是近乎饱和的，本来不需要另外的内容方加入。因为我在央视工作的经历，他们比较放心。我们有过硬的资质，所以手机阅读就给我们去做，还不错。

但我内心真正的意愿，还是特别想做实体书店。在这个过程中，有一位台湾人非常打动我。他在诚品书店做过三年的销售总监，我们谈了很多次，他一直鼓励我，他说可以把顺序颠倒一下，先做比如iPad阅读或手机阅读，稳定了一两年之后，等慢慢熟悉很多作者了，跟出版社的联系更密切了，然后这个时候，你再开一家有自己特色的实体店。我觉得他一下子帮我打开了思路啊！后来他告诉我说，像我这样一心做书的人世界上已经很少了。他跟我讲了一句话，这个时代已经是不读书的时代了。难能可贵的是，他在诚品做的三年很辛苦，但是他只说还好，就是亏本。

田　原：诚品老板吴清友为了"文化坚守"，他整整亏了15年。

和　晶：我想在这一点上，我们应该跟台湾人学习，台湾那么小，但是可以为了爱书而坚守，我们有那么庞大的读者群体，竟然面临实体书店纷纷倒闭的窘境。真的是这个时代不需要读书吗？这太需要我们思考了。

单向街书店是我一个朋友开的，后来迁走了，担不起亏损。好几个人文书店都倒闭了。刘苏里开了"万圣书园"，后来迁到北大东门，在当时的文化圈里，几乎是一个标志性的书店，但是万圣书园现在缴纳房租什么的也非常困难了。

田　原：原来离我们出版社不远的地方，有一间书店"光合作用"，有时候中午或晚上，我就从出版社后巷那里穿过去，走七八分钟，去坐一坐。现在开了一家体育用品店。心里隐约地被拿走了一块东西。的确，实体书店遭遇着前所未有的痛苦，您有足够的思想准备？

和　晶：所以说那位台湾人解决了我的一个困惑，他说你可以倒着做，现在很多实体书店活不下去了，就先不开实体书店了，先做电子书。但是呢，对于我来说，毕竟是一个新领域，需要付出极大努力。像中国移动，2009年就开始做这一块，拥有大空间的版权方，拥有海量版权的联盟，比如盛大文学等等。所以这次跟中国移动的合作，我也很珍惜。我的理想是，既然做了，一定要把手机阅读给做透了。但我要回来的，我一定要做自己的实体书店。

我刚刚看了一个地儿，那个地方真的很理想，和798挨着。三层全部落地大玻璃，全部朝南，光线特别好，除了最下面一层是一个半地下，但我可以把地面的这一部分，全部打成玻璃的，三层在一块。房主说这个地方，本来他们也想做书吧，所以他三层建筑的功能性都提前做了设想。就是那种一层是实体书店和咖啡吧，二层是作者的图书首发和圈子论坛。比如说，我们可以每周一个主题；这一周是养生周，我们会请来优秀的养生书作者；第二周呢，我们可能做科普周，请来最好的科普作家；第三周呢，我们还可做一个梦想周，请3D电影方面的专家等等。然后第三层，特别像开party的地方，一些节庆，比如大型的书展、作者答谢会、读者沙龙等活动，都可以在这儿举办。

田　原：真给盘下来了？

和　晶：没有，她出现得早了一两年，我们还是需要支持。因为在这个领域，我本身还不够强。所以我在跟《财经周刊》、《人物周刊》、《南方周末》、《新周刊》，包括刚出的《壹读》杂志谈，这几本我们叫深度杂志，如果他们所做的活动可以在我这边做，那这个场地的中心压力就被分担了。

田　原：也许那个地方会等您吧。（笑）

和　晶：嗯。我当时一脑门心思就是想做书店，到处搜地儿，北京看了好多地方。我的性格也是太轴。做书店就是我自己的梦想。我觉得现在真正的读书人太少了，我希望提供一个地方，让更多的人有地儿读书。您知道我为什么要找《财经》的老总吗？他是一个非常好的读者，阅读是他人生的另一笔财富，快五十岁的人，每天早上起来，一定要用一个小时读书。他是一个真正的读书人。

田　原：我身边也有一些年轻人，书就像他们的恋人一样，爱读书啊！

和　晶：也许是这个时代不懂读书人吧！ 实体书店就是这个样子了。

田　原：我到台湾，他们的出版人说，台湾民间读书的氛围很好，很多自发读书会，定期来到一起，交流、分享。《子宫好女人才好》就有一个这样的读书会。大家推荐，对书的热卖也起到了很好的作用啊。

和　晶：像贝塔斯曼（《财富》全球500强企业，旗下有电视、图书、杂志等多个产业）一样，通过读书会来销书。（笑）

田　原：也许这样是对的。我觉得真正读书人没有变，像《财富》的老总。一方面，书的单品总量上来了，但是大众读书需要引领；另一方面，图书市场的水浑了，良莠不齐，各个方面的成本增加了。过去的书是高营养，你来这里就会找到所需；现在是快餐，随意获得，什么都有，所以竞争，不计手段。

和　晶：和其他行业有相似性啊。

2. 为爱书的人，留一片安静的空间

田　原：真羡慕您的梦想，做一间自己的书店，我会是您书店的常客。我从来不觉得纸质书会从我们生活里消失，而且我觉得您做的书店定是"书香门第"。

和　晶：谢谢。您看现在这个年代，我们讲看书，都要分开来讲。年轻人流行用Kindle（一款电子阅读产品）读书。用手机、iPad读书。当时和中国移动谈的时候，他们给我看电子书阅读群体的市场占有率，我都吓坏了，我说真的吗？

田　原：是什么情况？

和　晶：几亿人不止。

田　原：哦，这么乐观的事情。那您的实体书店就有靠山了。

和　晶：就是啊。我为什么对建书店的地点很挑剔呢？我的实体书店是

我精神的后花园。第一，它不能在农贸市场的后面，它要符合读书人的心性；第二，既然是我养"精神"的地儿，作为书店的主人，我大部分时间要泡在那儿，除了我自己阅读之外，我还希望读书的朋友有一个环境，分享阅读的心得。所以我需要可以分层的结构。因为不同空间有不同功能。一个空间是完全开放的，可能是路人，或者听到这个品牌的人，可以在书吧和书店浏览；二楼一定是圈子性的，需要邀请卡的，我们可以在这里开个论坛，组织一些小型的活动，不轻易邀请陌生人。

我这么做是对纸本书的一种尊重吧，把一个安静的空间，留给一些好的作者，像您这样，还有真正爱书的人。

我说我这儿也是江湖（笑）。我可以在一层陈列一些主要作品，我们会给每一个平台一个小 logo。所以这面白墙，可以放一些相应的视频。因为我正好脚踩两边，这边做传媒，那边就做一个"藏库"，它还可以两相结合，用传媒技术为我的纸质书服务。比方说，这周三联的人过来，视频上就是三联的 logo 等等。

田　原：您对未来的这个书店，已经有成熟的构思了。

和　晶：当然，我起码构思了两年，而且我做了好多调查。

田　原：能进到您书店里的书，一定是有选择的。

和　晶：有的，是我的角度。这里面有一个态度问题。就比如去一家饭馆，原来北京城有一家小店，店里只有十块钱的斋饭，但是我喜欢他的态度，我会推广给我所有的朋友；有一天，他装修得特别豪华了，可我觉得他的态度变了，那我就不去了。

比如魔幻、穿越类的书籍，可能它陈列在书店里的唯一理由，是它被拍成影视作品，作者和导演一起来做推广，我有可能会接受。如果只是作者来宣传自己的书，那我觉得没办法接受。

田　原：态度决定一切。还是有"实话实说"的感觉。（笑）

和　晶：是养老计划，我跟您说了！（笑）如果我不是把它当做一个养老计划，做书这件事是要长年做嘛，不能做两年就撤了。

田　原：说是您的养老计划，但不知要影响多少人，引领多少人呢，真好！您知道我的梦想是什么？遍访民间绝学，构建生命大道，也是想通过读书，让更多人做不需要金钱的千万富翁。

和　晶：您的梦想太好了！

3. 只为爱一本书，建起一座药草养生园

田　原：不做《实话实说》，投身新领域，还要实现梦想，再创业，不考虑自己的身体和年龄吗？

和　晶：不大想啊，这件事就一口井挖到底了。我没有挖二十口井啊，我其实从头到尾干的就是一件事。我现在通过电子书的渠道先把书卖掉，让我们的作者有米粮，他才可以继续写第二本、第三本。毕竟纸本书的销售现状在这里摆着。我的计划是这样。但是最大的困难是，事情永远在变化，我唯一希望的就是没有破坏性的变化。

田　原：我相信一个良愿，老天都会帮忙的。（笑）正能量。

和　晶：那得看我的福报。

田　原：挺期盼您的书店开张，也是我写作好书的追加动力，我们应该有一样的立场和态度。

和　晶：您已经帮助了我一个特别重要的朋友，您送我的那一套书里面，有一本无意间被一个房地产老板借去了，看完之后，他决定在他的房地产项目里，加一个药草养生园。

田　原：太棒了！

和　晶：所以我觉得很多时候，做书的人都想不到书本的传播力量有多大。说实话，尽管我看了很多书，但看到那本书，一开始我是晕的。我那位朋友是经历过两次死亡的，一次是车祸，被一个中医救了，还有一次心脏病发，也是命悬一线。所以他看完，就决定在他的地产里面专门加一个项目。书的力量太大了，给人带来根本性的改变，会影响这个人一生。

田　原：如果有机会，我也想做一家实体书店，小一点也好。

和　晶：我们可以一起做啊！但是我的工作室做了四年，我知道生存不容易，如果没有资金，没有支持你的企业和政策，任何理想都很难实现。

田　原：非常理解您。也许有一天我们会走在一起。（笑）

4. 中医也有一片"空谷幽兰"

和　晶：我特别喜欢您每本书前面那个缘起，"缘起"这个词用得特别好。

田　原：田原的缘起。（笑）我是多重身份，作者、编辑，还是个寻访与传播者。开始做的时候，就是"问道中医"。可是问多了，问久了，发现中医的根不在"医"，而在中国传统文化。而中华文化之道，真的太伟大、太美好，你不由得沉浸下去，慢慢就和浮躁的生活拉开一些距离。

和　晶：有时候审视自己当初的选择，就是自然而然地回归。您的工作跟我很像，真的，那天我还跟他们说呢，看您问柴老的问题，换我都不一定能问得出来。（笑）

田　原：向《实话实说》学习。（笑）其实一路走来，也有孤独，因为内心拒绝商业化。

和　晶：是这样的，我经常跟我的员工说，你们签过来的每一本书都是作者的孩子，作者的心血。所以每一本书怎么推广都要慎重。这个浮躁的时代，能够自己守着一份孤独，安静地、有责任感地写几本好书，去传播文化种子的人太少了。所以我特别理解您。我为什么说您不要考虑书的宣传，这个事情交给小马去做，我们的定位就是挑水入库，当文化的苦力！（笑）作者不需要挑水，也不要担心家里没米下锅，我们会去挑水，我们会去搬大米。为什么这么说？我跟很多非常有担当的文化人接触，我觉得有一种东西打乱了他们的气场，不是他老婆就是她老公，或者旁边一定有一个人的心态搅乱了这个气场，变得要快速折现，给家里带来物质上的改观。

田　原：谢谢您的理解。其实"田原寻访中医"也是相对安静的，可能因为是访谈吧，和其他满是方法和实用手段的"中医养生书"相比，里面没有太多折现的"现货"。您喜欢这样的中医访谈？

和　晶： 就说到纪录片嘛。有一个美国人，比尔·波特，原来就在一所大学研究哲学。三十岁左右吧，一门心思扎到终南山，扎了三个月，写了一本书，《空谷幽兰》。写得特别好，影响好大，后来拍成了纪录片。

我心里觉得挺委屈，终南山是中国文化的符号，传播儒释道的文化本来应该是中国人的事儿。其实我的同行里，也有人去拍了终南山，但拍回来就没人家好看。我问他，你反思一下，为什么？他说我没主人公。他直接去拍的道士！那人家都躲着他，谁让他拍啊？

比尔·波特当时和道士们一起生活，他和道士们一起去采草药，然后摄影师就跟拍，可能三天三夜，他在山上行走，会碰到蛇、碰到老鼠，甚至产生幻觉……这个过程非常曲折，非常好看。美国国家地理杂志频道有一段视频。

他说的一句话让我很感动，他说：我是代表隐士们来说话的，因为他们说的话，好多人听不到、听不懂。所以田老师，您的寻访过程也会有很多人喜欢看，您怎么找到每一个中医？为什么选择他而不选择其他人？一定有理由。如果您不找着他，是不是有些东西就丢掉了，没有人传承了？之前怎么跟他们联系？见他之前做了什么准备工作？去了以后是失望还是欣喜……这些都是我的疑问，我作为读者，我外行看热闹嘛！我都想看，因为对我来说有期待，这就是一个好片子！喜欢您寻访的书呢，也是因为有期待。

田　原： 因为有期待，您说得好。的确，我渐渐感受到了压力，就是那个几十年的老司机，反而更加谨慎。要求自己更多，准确表达，客观认知，多方求证。在某种意义上，我的寻访也是寻找自己。确实如您说的，我们关注的问题就是传承，这个问题可大可小。微观就是中医的传承，可能就是一宅一户，守着祖宗的东西，传承着很好的医术和理念，宏观呢，中医的背后是传统文化的根脉。人到中年，你知道自己必须要回来，不回来你会有撕裂般的感觉。回归什么？就是已经融进血脉里的那个道，那个规矩。

前几天，我采访了一位70岁的工程师。他研究古代的属性数学。我们通电话的时候他说：你一定听不懂，我在网上看了您很多访谈，我觉得肤浅……我说所以我一定要访问您，我就想听听您谈的东西。然后我就去了。那几天东北长春冰天雪地，在酒店的大堂里我完成了和老人的第一次对话。我和他说，听您讲属性数学可能像听天书，您可别笑我……他很开心，我们聊得特别好，临别时，老人恋恋不舍。他一再强调说，"数学是万科之母"，他提到的属性数学让我的视野开阔了更多，自然界的物质，包括人类，都有各自的数学属性，也是河图、洛书，以及《易经》的源头。

他说中国文化饱含太极，阴阳，三焦，四象，五运，六气，七阶，八卦，九宫。什么是三焦？人体上为阳下为阴，中间什么？他说我给你画，中焦是个中子，非阳非阴，亦阳亦阴。为什么用中来表达？"中"，一个环通，一个中通。人体的健康，就像这个"中"字，要么环通要么中通，都要通。上下通叫直通，人体出问题的时候，你想要他直通，就要找到让他能直通的属性的药，比方说白芍、大黄；环通呢，就发汗呗，用解表的麻黄什么的……从数学到中医，真精彩。70岁的老人，眼不花，电脑打字，一分钟一百多个字，他说按照自己的理论调养了三四十年。

和　晶：老人家太精彩了。我觉得您的寻访历程，帮助了一些现代"盲人"解决目盲问题。很多东西明明就在身边，就在眼前，但就有人看不到。

田　原：是我内心想去寻找这些东西。也许是我自己就"盲"。（笑）

和　晶：当您专注做一件事儿的时候，慢慢地就会遇到越来越多相同的人。

田　原：对，很奇妙的感觉。

和　晶：我也经常有这种感觉。两年前想做书店的时候，相关的朋友一个个出现了，特别开心。有一次在机场，10年没见面的朋友，竟然出现在我边上，他说目前在给出版社做宣发。我们聊了一路。真是这样的，当你发力做一件事情的时候，慢慢好多线索都打开了。而你不做的时候就看不到，就跟房间没开灯一样。

田　原：对。回头看自己变化也很大。比如我的身体，比几年前大有改变。原来做得比较疲惫，身体也累。现在的感觉就是激活。

和　晶：我感觉很多所谓的"病人"，就是负面的东西太多了。当你心智清明，思想有条理，懂得阴阳表里、升降沉浮，真正明白的时候，你自己会找到一个标准，在生活方式、饮食的选择上面就都有标准了。

田　原：有位八十多岁的老中医，他说，田原你知道吗？其实人一辈子什么都容易得到，就是健康不好得到，点点滴滴、每时每刻你都要用心去体量它，否则你就得不到。

现在有很多是治病书，真正的养生书境界不一样。像您说的，理念先行，有了理念，才有标准，才能从点点滴滴入手养护生命。不是说吃什么食物、哪种药材，大家就都能健康。因为每个人都是"不一样的烟火"，体质不同，社会环境、家庭环境不同，从小到大的经历不同。大家怎么去遵循一个统一标准呢？

和　晶：您说的养护生命呢，是非常高级的一个状态。（笑）因为工作的关系，我认识好多电视红人，口才的确非常好，很有魅力，但是有些人，你分析他说的话，即使是表面逻辑上也不是很通的。我觉得传播呀，首先要有一份责任心。电视是一个受众极广的大众传媒，但是现在也存在一些问题，电视属于快餐消费，没办法细嚼慢咽。但是媒体人是掌握时代话语权的，不能差不多。

2009 年年底以后，我就不碰电视节目了。我喜欢阅读，就是因为它给我时间能够字字句句斟酌。看电视不可能的，就是快速消费。好像有一个似对非对的感觉就可以了，我没办法深究他。做电视和做书不一样，写书的人看电视会很痛苦，看到错的地方你会着急！就那种感觉，看了上火。（笑）但是这个东西呢，我是觉得什么命受什么福。他就不是读书的命，你怎么办？

我跟我的员工说，这个公司叫文化传媒公司，请问这四个字你们给我沾了那个边儿没有？没沾就赶紧回去沾去。不要你深入骨髓，起码有文化感。但是文化这东西，临时抱佛脚不成，需要长年地浸染，还要找到你自己的敲门砖。有的人很喜欢武术，他也能走进中国传统文化来。有的人特别喜欢道家的长生不老，也能够进去……就怕你不想要。这就是同人不同命。

田　原：这个问题我也纠结，可能你认识的每一个人，都想把他拉到中医的世界，因为你知道这个世界有多么美好，但是他不愿意进来。反而是我感到痛苦。

和　晶：没那个命嘛。悉达多王子比人们先悟道，他一开始也不想说，因为他觉得我说了你也不懂，还有可能说我是邪道。对不对？所以他不说。但是跟他一起苦修过的五个人就说，你太不够意思了哥们儿，你先悟了道，你不跟我们讲？他就试着跟身边的五个人先聊了一下。这五个人当年是跟他在林子里一起苦修的。他先跟这五个人说了一点点，就是我们后来说的小乘，这五个人接受了。然后再试着往前说一说，这就是大乘。然后过了几十年，相信大乘的人也越来越多……可能我觉得这就是命，你看我们就没赶上那五个人。（笑）

田　原：（笑）其实您修得很好了，愿天下殊途而同归。

和　晶：所以我觉得中国文化真是大智慧！

5. 我和中国传统文化的缘分是"命"

和　晶：您看过李安的《少年派》吗？他的策划人里面，一定有精通中国文化的人，他一定读过佛经。

田　原：您怎么看《少年派》？

和　晶：我觉得《少年派》有很多是禅观、禅定状态下才能看到的东西。派讲他的叔叔游泳游得特别好，他说的时候，他叔叔就在游泳，然后镜头拉开，突然从上面做了一个反角，到了游泳池的底下，这时候，游泳池里的水和天就融为了一个空间。我觉得这是对于天、地、人关系的一种诠释，他没有区分天是天、地是地、人是人。所有一切都是整体的、合一的。我觉得这部影片全是中国传统文化的元素。当然啦！这是第一个，还有一个，派还是小孩的时候，第一次给老虎喂肉，他有恐惧吗？完全没有。那个老虎想害他吗？也没有。他们两个气息在一点点靠近。但是非常可惜，被他父亲给打断了。然后他父亲干了一件事情：我教会你恐惧。我给了你一个恐惧的概念。本来这个概念在孩子这里是空的，他没有，但是作为大人，我教给你。然后这个孩子开始怕老虎了，如果他不怕老虎的话，在船上不会跟那个老虎离那么远的距离。

田　原：老虎也真的想吃他。

和　晶：对，但是老虎一开始并不想吃他。派的父母在海难中死了，一个没有宗教信仰的人，觉得死了就是彻底 over 了，从此再不相见。但是所有宗教，都在讲生命是永恒的，不是一个当下的概念，仅仅存在于肉身之中。所以他说：妈妈，我们还会再见的。王家卫曾经说过一句："人世间所有的相遇都是重逢。"这都是中国传统文化的东西。

后来他跟老虎在海上，好几个画面是非常安静的，一丝涟漪都没有。这个孩子也是在一种没有恐惧也没有希望，也不挣扎的状态，跟平静的海水是完全相应的。你不折腾，你不恐惧，你不逃生，你不去希望别人来救你的时候，你的世界就是这个世界，这个世界跟你是一体的。这个只有在禅观里面，才能够看到。

然后您看后面还有个岛，上面有很多蹦蹦跳跳的狐獴，岛上的水白天是甘露，夜晚是蚀人的硫酸，就是世界光明和黑暗下不同能量的表现。这种场景，儒释道的典籍里都有相似的描述，有的可能就是一句带过。

李安是一个非常了不起的导演，他说每拍一部电影，就解决了他自己人生的一个疑问。他在拍《冰风暴》的时候，解决了"家人是不是我们唯一可以信任的人？"这个问题衍生出来的是，"家人是不是互相迫害的人？"

田　原：《冰风暴》讲了一个什么样的故事？

和　晶：就讲男主人公的儿子早恋，他自己有婚外情，妻子对丈夫的谎言已经难以承受了，家里一双儿女还看到父亲偷情的场面……电影一开始，他们一家人出去遛狗，那个和谐，但是一进故事，家人之间都是在互相提防、恐惧、伤害，那种伤害是一种不见血的伤害。我觉得导演在镜头背后思考：家人的关系应该是这样的吗？事情都在互相针对。

这个电影太早了，是李安最早的电影。为什么我说李安非常棒，用电影解决自己的疑问呢？我看他的访谈，那个时候李安刚刚从7年的婚姻中走出来。那个时候他妻子挣钱养家，他白天就在各个大电影院看电影，晚上回家做饭给妻子吃。就这么过了7年。

你看后来他拍《断背山》，就在考虑同性之间有没有爱情，"情爱分性别吗？"《色戒》，"爱情、女人和权力、政治到底哪个更可以信任？"张爱玲那篇小说很短，但他的电影却很深远。《少年派》意境更深，我甚至认为他在向中国传统文化致敬。他里面对很多场面的解读，包括派一开始选择了三种宗教，中国文化中儒释道向来是被人家说来说去的，作为一个中国人你首先要知道你信仰什么。

史铁生在临终前亲口跟我讲，说他白天信天主教晚上信佛教，这是真事儿。史铁生那么棒的一位作家。我说史老师，您为什么这么说？他说在黑暗里面，只有佛教才可以帮助我们对死亡不惧怕。他的一生很痛苦，生命质量很低，高位截瘫、糖尿病、肾衰，常年要换血、洗肾。他说白天我很理智，相对比较坚强的时候，我和上帝对话，我觉得我是上帝的子民；晚上上帝抛弃我了，我就去找佛祖。

后来他快要走的时候，要做眼角膜捐献手术，我是反对的，不过最后还是做了。器官捐献必须在非死亡状态，甚至说刚刚界定脑死亡的时候，但是你的循环还在，他要摘你的眼球。

田　原：也许生命中的那个"识神"还没有走。

和　晶：对，这个"识"有记忆密码的。为什么我们每个人在这一世里面，爹妈没有的东西我们有？不是爹妈给的。我选择相信大生命观，我不相信人就这一世的生命，你的前世、今生与来世，是连续的，连接的东西，就是"识"。

田　原：对于生命的理解，我完全是中式的。也许西方人认为脑死亡以后，一切都不存在了，就是"尸体"了。但是对于中国人来说不是这样的，中国的农村，在人死后要在家里停放7天，为什么呢？他觉得7天以后还有可能活过来，而且确实有很多人活过来了。那是怎样的"守七"啊，究竟发生了什么，我们看不见……

和　晶：您说得太对了，真的是这样。我觉得我的生命，和中国传统文化是相应的，不是和西方文化相应的，不然的话，我可能就投胎到伦敦去了。当然这想法，在很多人看来有点不靠谱，但是我想说，好多人都在思考生命，我选择了我去思考生命的一个角度，这方法对错与否不是最重要的，起码对我来说，找到了一种关照生命的方法。

6. 姥姥说：人头上不能没有天，有天才有地

田　原：说到思考生命，这才是一个非常过瘾的事儿。可惜很多人不喜欢这个，喜欢别的。

和　晶：我呢，有一点家庭环境的因素。因为我爷爷那支呢，是山西的一个大户人家，爷爷是一个县的县长。所以我父亲一生崇尚学问，对中国传统文化是敬畏的，也对我影响很大。爷爷走得早，我们家书特别多，好多是文革期间足以致命的书。然后我爸爸的两个哥哥都去了台湾。

田　原：在央视工作7年，主持《实话实说》对自己有影响？

和　晶：没有什么变化。我七八岁的时候呢，就在想，因为我们邻居家有五个孩子，我们家俩孩子。那个年代，有俩孩子的家庭，生活质量要比有五个孩子的好得多，邻居家的孩子经常吃不饱饭，要到我们家来蹭饭。我当时就想，为什么我的同学生在他们家，没生在我们家呢？为什么我生在我们家呢？

我就去问姥姥：姥姥，为什么我生在这儿，没生到隔壁他们家呀？

姥姥说："人有命你知道吗？什么东西都有定数。"人的命是有定数的，所以姥姥从小就跟我讲别糟蹋好东西。后来长大，读大学之后我才发现，学校教给我们的只是知识，姥姥、姥爷的老话，才是智慧。

比如姥姥有一次说，女孩子天黑以后不要随便出门。我说我们同学都出去玩儿啊，干嘛不让我去？姥姥就说一句话，人身上是有气的，鬼身上也有气的，你这么小，你的气不够，人家鬼的气比你厉害。大致是这么说的，说我出去呢，容易被比我厉害的气给进到身体里去。

我姥姥特逗！我怕黑，后来我姥姥说怕黑是好事儿，不怕黑你才会出事儿，你看我们家老人说话。当时小，哪儿能知道啊。我妈还说，您别吓唬孩子！她说我姥姥吓唬孩子呢。（笑）

田　原：姥姥教您懂得"黑夜"。

和　晶：她说我跟说我弟就不同，她老跟我弟弟说："你要出去，别在屋里呆着！"她说屋里阳气不足，你去院子里玩儿去，院子里太阳照着，阳气足。

田　原：中国的老人啊，是中国文化的宝藏！哪怕他们不聊中医，甚至不懂中医。

和　晶：对！而且他们的道理是接地气儿的，在生活中用透了，教孩子也是这么教的。因为我是姥姥带大的，我觉得有时候读一本书悟出来的，很可能就是她生活中随便说的那么一句话。她说娃，你得有一个"怕"，人什么都不怕，就没天了，她说人头上不能没天，因为有天才有地，所以男孩子要顶天立地。这是姥姥顺口说的，一张嘴就有。后来我发现老太太喜欢看《三侠五义》，喜欢看《说唐全传》，喜欢看《聊斋志异》。姥姥说如果鬼懂情义，那还胜过做人。

我姥姥现在96岁，在新疆生活，这么安康。她没有慢性病，除了做过一个白内障的手术，没有任何大病。

田　原：真想去看看姥姥！何老师做了那么多年的访谈节目，跟姥姥做一个对话挺好的。

和　晶：对，他们着急卖我呢！（笑）他们经常说"何老师你什么时候写书？让我们来卖卖你的书。"我说等会，我先为大家做好服务，最后再说我的事儿。

妈妈跟姥姥就是不一样啊，真是没法比。所以这就是命。你看我妈妈都没学来，我基本上都学来了，但是我姥姥本来没想传给我，她想传给我妈！所以我跟我妈说，您没学着，倒是全给我给偷学着了。姥姥说给您听的话，您一句都没记住，全记我这儿了。（笑）我姥姥说的话当然是训我妈的，我妈一跟我爸吵架我姥姥就说她，说这个女的呀是地，男的呀是天。你要把他当天他就是天，你要把他当地他就是烂泥了。还有说我妈做饭，翻来覆去那几样。姥姥说做饭呀，要看天气！我妈说做饭还看天气？她说你看大晴天，人心情好，你就做点清淡的、凉一点的菜，因为人燥；像阴天，你给炖点儿暖的东西，阴天儿啊，人闷、不透气，你给喝点热的，给透一下。这是她的土话，就是说人不容易透气儿，你就喝点儿热的帮着他透。所以我们家天冷基本上就喝烫的东西，热汤啊、热茶啊什么的。

田　原：这真是姥姥的级别，好多医生都没这本事。（笑）

和　晶：比如说孩子们坐不住，一天到晚好玩儿，姥姥就给我们吃点苦瓜、黄瓜呀，给我们灭火！（笑）她现在生活都不要阿姨，她说筋骨要常动，不动了我就真的不行了，老了。

田　原：央视和很多其他媒体，都做过寻访百岁老人的节目，但是很多时候把焦点放在老人的饮食上。问老人："您爱吃什么呀？""我爱吃棒子面。"哦，长寿跟吃棒子面有关……其实从古中医的角度来说，吃什么，对健康长寿来说，是很小的一方面。一个人活到九十几岁，真的是上通天、下通地、中通人气，他通了太多东西。不是把"吃什么"放在首要位置，更多的是一个人的心智、心气儿。

和　晶：对呀。我姥爷过世早，是被迫害死的。我姥爷最初去苏联留过学，然后去哈萨克斯坦工作过，最后回到新疆，所以他的学识很丰厚。我姥姥识文断字全是跟他学的，她嫁给我姥爷之后，我姥爷看书她也看。那个时候很多女人是不读书的。到现在姥姥都有看新闻、读报纸的习惯。后来我说，姥姥你看新闻气不气啊？姥姥说气什么，看个热闹呗。（笑）她经历了民国、解放、大饥荒、文革、到现在她多淡定啊！

田 原：长春的这位老人，原来从事物理方面的研究，我说您后来怎么跟中医结缘了？他说我老婆是西医，三四十年前，国家提倡西学中，部队请了一位非常棒的老中医。那时候要背很多中医的口诀，他说我帮你背，所有要背的东西抄墙上。结果他全背下来了，他考上了，他爱人还没考过。他现在自己养生养得特别好，他爱人脑出血就走得早。所以就像您刚刚说的，这就是命！

和 晶：有好多东西，也许我们不需要解释，我觉得解释不了……我姥姥一定想传给我妈妈，结果我接招了。

7. 我们要做一个中国版的《空谷幽兰》

和 晶：跟您聊过之后，我大致知道您的关注点在哪里，书对您来说意味着什么。有些作者我不用见，因为他就是卖书的，一手交书，一手交钱就可以了，不需要见面。但是我觉得您这块儿难能可贵，首先做中国传统文化传播的人就很少；第二个，愿意做转换的人更少。所以我必须来见一面，我希望我们能够长久地合作，互相推动。比如我们这边要拍纪录片，需要寻找一位中国好中医，我肯定找不着，我说那您去找田原老师。或者说我们要做一个中国版的《空谷幽兰》，您找我没用，找田老师，她知道线索。这就是一个转换，有的作者觉得多事儿，说我做书已经够辛苦的了，还干这干那的，您这边就不一样。

田 原：其实这次见面，还是欢喜两个字，从头到尾都很欢喜。

和 晶：我笑点很低！（笑）

田 原：不管你们怎么做，我能做到的，我去做就好了，这就是我的态度。其实不见您的面，我也是这个态度。

和 晶：我喜欢您坚持去一线，就跟我们做采访似的，基本上您是前沿记者。

田　原：真经难求，我就想认真做。我要找的人，就算在小县城、小村庄，只要你有真本事，你有一个能够说服我的理论根基，我就要跟你谈，我要反复追问，跟临床，要访问他的病人，治愈的、治疗过程中的。

我们的访谈都是现场录音，回来之后录音要转换成文字，我要求我们编辑一个字一个字地打出来，不能漏掉任何东西，这点我很苛刻，因为编辑年轻，有些话就那么两三秒，一个词过去了，没听清，好，反复地去听。

所以你看我们的书，每个被访者的"形象"都不一样，他的气场、性格、性情，书中自见，都是动人的。

和　晶：第一个你要真诚，你能打动别人。一部好电影，基础可以不完美，但是如果你是真诚的，就能感动人。书也是，这个很像。第二个您刚说的，较真，人不较真，就会流失掉很多东西。

所以我看您采访柴老的书（《现在女人那些事儿》），我说这个形式挺好的。因为假如这本书是柴老自个儿写的，我还有点敬畏，哎呀太深奥了，怕看不懂。但是这种方式，我们做电视的都能接受，我就拿回来，试着给我身边各行各业的人看，有的是做 IT 的，有的是金融的，有的是普通服务行业的。我就给他们看，我说好看吗？有意思吗？他们都说，"啊？我们原来怎么都不知道呢？"就是一种意识啊，包括对话中传递出来一种很有价值的东西。我说假设这时候不是田老师，是柴老面对面跟你说呢？"哦，那有点儿怵！"所以这个就是刚才我说的，做转换。其实转换就是传播的一种。

田　原：您的这个"转换"给予得很好，说实话，也就是这个"转换"让我有了压力，如何原滋原味，准确、客观又不失文化温度。所以每一本书，每一个访谈，我都需要一段非常安静的时间，让自己回到现场访谈的感觉里去，沉下去。完全进入那个世界里面。

和　晶：挺好的，挺幸福的。只要沾上中国传统文化，就绝对要一条道走到底。因为它的体系太丰富了，你不是靠几年就能看透的。

田　原：我心里有一个"书愿"，寻找有缘人，因为很多人找不到咱们的书。

和　晶：真的，实体书实在不好推广，见字如面的机会实在是太少了，读书也是要找缘分的，几百上千本书，我应该读哪本呢？这个时候新媒体的作用就出来了。

　　田　原：其实也是另一种形式的文化苦力，很辛苦。

　　和　晶：我们辛苦是真的，我要求每一步都要走得特别扎实。我跟我的员工讲，你要记住你们是书童，是给"公子"挑书的人，我说你们做这份工作，可以在很短的时间内，见到那么多高人，快速打开视野，这个是最棒的，干任何工作都没这个机会。虽然回头到家里，你还是一个平常人，但是你的心气儿已经变了，因为气场是会发生变化的。我说如果你不看重这个你立马走人，我们彼此不要辜负，你不要辜负我，我也不要辜负你，你要是觉得我要的是"一年翻三倍，第二年翻六倍"，那你真的不适合在我这儿干。去找一个能让你翻三倍的地儿去。

　　下一次啊，让您体验一下用 iPad 和手机读您书的感觉。不着急，等我们第一批书要做一些介绍、推送的时候，您再体验一下。

　　我为什么要长久地做下去？众生捧书，见字如面，不管是纸质书，还是手机、电脑里的电子书，读者都是一样的。咱就不能厚此薄彼，只在乎读我纸书的人，不在乎拿手机和 iPad 看书的人。爱书的人，心灵层面都是一样的。

　　田　原：其实您还没看我们的"中医人沙龙系列"，目前出版九辑了。每本沙龙里，都有我现场访谈的几个人，生猛鲜活。这里面有家传，有御医传人、民间高手，还有国医大师，各有特色，各具风采，各有各的味道，就像一个大舞台，我更看重这个。

　　和　晶：我现在为什么把精耕细作的能力都放在手机阅读上了？因为这个是我们的一个种子，种下去，想要它长成电影，我们马上可以研讨做电影的可能性；我想把它打造成纪录片，也可以，都可以。

　　田　原：我觉得和晶老师是一个把卖书和读书结合得非常好的人。我特别期待您的书店，那里会有多美好的时光……

　　和　晶：我们一起期待。

　　（编者注：稿件根据录音综合整理，未经受访者本人审阅）

奇人·绝学·绝技·命运的真相
"田原寻访中医"十年品牌丛书

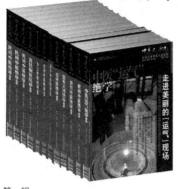

《中医人沙龙》系列
中医原来是这样！

我们遍访海内外有绝学、秘技的中医奇人，不论院府或民间，将他们毕生的经验精华、千百年的家学传承及对宇宙、生命的独到感悟，以通俗易懂的语言一一呈现，旨在多元化、大视角地挖掘和展现与人类文明共同"进化"的古老中医的真实面貌。

第一辑
广东草根中医董草原 **破解癌症天敌**

- 八百年古传王氏女科——养好子宫，做好女人
- 秘方中医董有本——以泻为补，通养全身
- 腹针创始人薄智云——肚脐，生命的原点

第二辑
湖南儿科老中医何曙光 **揭开体重秘密**

- 台湾医师萧圣杨——来自海峡那边的中医新感悟
- 爱蜂之人姜德勇——养小蜜蜂，过慢生活
- 沙龙直播室——《求医不如求己》幕后一日游

第五辑
四川火灸传人符天昇 **一把天火救瘫痪**

- 福建乡土中医王俊昌——一物降一物·寻找解药
- 中医药国情调研最新发布——陈其广讲话记要
- 沙龙直播室——一个抗癌老人的活命传奇（一）
- 中医哲学沙龙——中医的哲学困境
- 中国民间中医抗癌纪实（一）

第七辑
美国中医毛小妹 **解读疾病与死亡密码**

- 澳门中医左常波——以针演道
- 美国中医李道安——一个美国人的寻"道"之路
- 台湾中医后人詹德茂——中医漂过澎湖湾
- 香港：中医文化输出"试验田"
- 生命文化沙龙——生命文化与中医实践
- 中国民间中医抗癌纪实（三）

第九辑
国医大师未良春 **悬壶七十载 得道而成寿**

- 国医大师程莘农——以针传世 世界针灸第一人
- 国医大师路志正——杂病圣手 大道无言自澄明
- 东方小儿王刘弼臣——中医儿科之父
- 中华药王金世元——踏遍青山人未老
- 沙龙直播室——大美中医：梁冬对话油麻菜
- 道医谢泓瑶——"合一能量心灵学"创建人
- 中国民间中医抗癌纪实（五）

第三辑
广东本土中医陈胜征 **发现脸上真相**

- 农民医师姚建民——阳气就是正气 温阳才能健康
- 中国督灸第一人崇桂琴——打通人体1号线
- 气功按摩大师连佑宗——用"太极"品味生活
- 身心中医徐文兵——话说"神"与身体

第四辑
北京御医之后王兴治 **解秘宫廷竹罐**

- 御医传人刘辉——不健康的皮肤＝不健康的身体
- 满针传人王修身——破禁忌 见神奇
- 沙龙直播室——中里巴人的"药之道"

第六辑
山西大医李可 **人体阳气与疾病**

- 北京中医施安丽——尊重身体的本能
- 沙龙直播室——在农事里体验医事
- 中医哲学沙龙——针灸与中医文化
- 一个抗癌老人的活命传奇（二）
- 董草原中医养生歌

第八辑
江苏"运气"专家顾植山 **运气与疫病的真相**

- 经方家黄煌——把经方还给老百姓
- 五运六气重要研究成果及观点——"运气"的秘密
- 五大膏方专家——全面解析膏方养生误区
- 中医哲学沙龙——从任督二脉谈经络与中国文化
- 中国民间中医抗癌纪实（四）

《中医人沙龙》10～12辑已出版，
更多大医、奇人，更多绝学、绝技。

"田原寻访中医"延伸书系

"中医传承与临床实战"系列

奇人·奇学·绝技·原创中医

临床·案例·验方·秘方

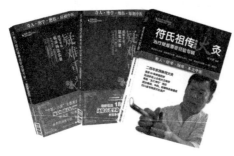

高手在民间！本丛书为"田原寻访中医"拓展读本。陆续将访谈中出现的民间奇医，其数十年珍藏的医案整理出版，怪病、杂病、验方、秘方——独家呈现。目前已出版《陈胜征治疗疑难重症经验专辑》一、二；《符氏祖传中草药火灸治疗疑难重症经验专辑》（全彩图录）；《中华宇泉罐诊罐疗学》。

《中医原创学术文丛》系列

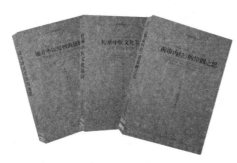

本丛书为中医文化学术专著系列读本，由国医大师陆广莘、国学专家张其成等专家担任学术顾问，中国科学技术信息研究所张超中博士担任主编，各界中医、人文、哲学等领域专家学者共同参与，探讨中医文化的传承与发展。目前已出版《〈黄帝内经〉的原创之思》，《传承中医文化基因：中医文化专家访谈录》，《展开中医原创的翅膀：中医药科技创新的现状与未来》。

★ 中华宇泉罐诊罐疗学（精装）

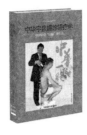

开创中医视觉诊疗新时代。

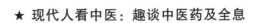

（"中医传承与临床实战"系列之一）拔罐不仅能治病，还能诊病！作者民间中医师李玉泉，曾用拔罐战胜慢性肾衰、重获健康。本书集作者临床二十多年间，为数十万例病人拔罐诊病、调病的经验精华，以图文并茂的形式，手把手教您用拔罐的方式在家里给自己"体检"，并给出详细的调理穴位和罐疗方法。

★ 现代人看中医：趣谈中医药及全息

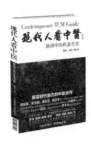

人有两套生命系统。一套归西医管，另一套归中医管。

本书经六位国医大师审读，世界顶级高能物理学家、顶夸克的发现者、美国费米实验室的学科带头人叶恭平博士参与校稿，在传统中医几千年的理论基础之上，以现代人视角，打破地域及学科界限，发掘传统医学宝库，探索中医发展之路。书中给出了近百种可用于家庭的养生保健方法，兼具理论与实用价值。是一本图文并茂，老少咸宜的中医科普书。

"田原寻访中医"新书快讯

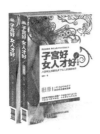

★ 子宫好女人才好 1、2

八百年女科世家箴言：子好宫，女人才美

国家级非物质文化遗产，山西平遥道虎壁"王氏女科"，传承800余年。第8代传人，与明末清初医家傅青主交好，深得其女科精华。本书寻访到"王氏女科"第28代其中一脉传人，首次公开祖传绝技、秘方，全方位解析妇科病始末。

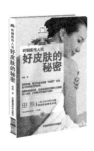

★ 听御医传人说好皮肤的秘密

不健康的皮肤 = 不健康的身体

雍乾两朝御医后人、中医皮肤病专家刘辉提出"健康的皮肤等于健康的身体"的核心观点，权威解读湿疹、青春痘、牛皮癣、白癜风等皮肤问题，并给出实用方法。刷新养肤护肤理念，揭示好皮肤的秘密，教女人做素颜美人。

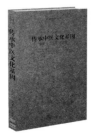

★ 传承中医文化基因：中医文化专家访谈录

中医文化基因的传承与复兴如何激活与复兴中国传统文化

南京中医药大学张宗明教授历时三年，访谈12位中医文化、哲学、教育等界专家，共同探讨中医文化基因的含义、传承、发展等问题。引发更多人对中国传统文化复兴、中医文化复兴进一步思考与研究。该系列访谈被列入国家社会科学基金项目研究。

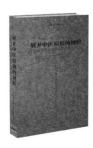

★ 展开中医原创的翅膀：中医药科技创新的现状与未来

古典中医开创了今天的传统，现代中医药创新研究将开启新的传统

基于国家中医药管理局科技司专项"中医药科技创新体系内涵与框架构建研究"的综合性研究报告，从中医政策、中医基础理论、中药资源和产业、中医临床与保健康复、中医信息化、中医高等教育与国际文化交流等方面，阐述如何继承古代中医原创知识和现代中医如何创新。

"中医人沙龙"官方微信

聚合优秀中医资源　　激活民间古中医文脉
挖掘传播原创中医魅力　　致力中华医道复兴

哈喽～我就是二维码↑

加入方法

↓

打开微信戳右上角"+"

↓

添加朋友

↓

扫一扫

↓

手机扫描窗口对准上方二维码

↓

出现"田原对话原创中医"

↓

点击关注加入

和我们一起寻访中医奇人、民间高手